W0387856

Meine WORK-LIFE Balance

100 WEGE ZUR ACHTSAMKEIT

Meine WORK-LIFE Balance

Liebe Leserin und lieber Leser,

„Wähle einen Beruf, den du liebst, und du brauchst keinen Tag in deinem Leben mehr zu arbeiten.“ Was Konfuzius vor über 2000 Jahren erkannte, klingt wie einem modernen Coaching-Buch entnommen. Auch heute noch erscheint uns sein Ausspruch als die ideale Einstellung zur Arbeit, und glücklich ist, wem eine solche Berufung gegeben ist. Doch selbst für diejenigen, die das Glück haben, einen Beruf auszuüben, den sie lieben, bleibt es immer noch eine Herausforderung, ein ausgewogenes Verhältnis von Arbeit und Privatem zu finden. Und auch für die anderen, egal ob sie den Beruf als notwendiges Übel oder als lebenswichtige Selbstbestätigung sehen, gilt: Das Ausbalancieren von Lebens- und Arbeitszeit ist oft gar nicht so einfach.

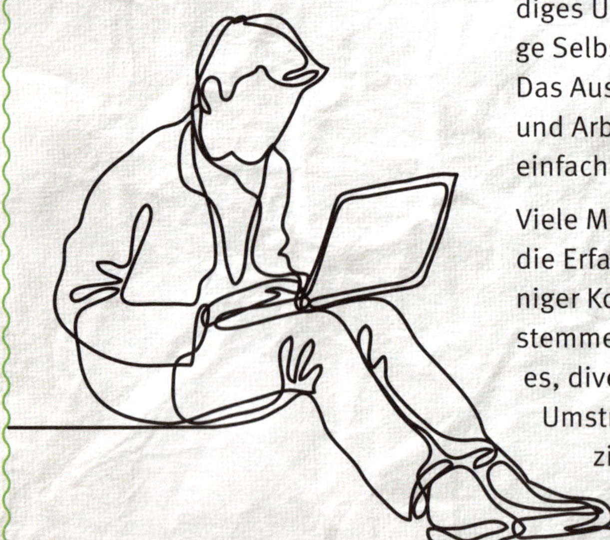

Viele Menschen machen derzeit die Erfahrung, dass man mit weniger Kollegen immer mehr Arbeit stemmen muss. Gleichzeitig gilt es, diverse Neuerungen und Umstrukturierungen mitzuvollziehen und sich anpas-

sungsfähig zu zeigen. Für viele ist das sehr belastend. Mobile Arbeitsplätze, Home Office, flexible Arbeitszeiten, das hört sich gut an, kann sich aber durchaus negativ auswirken. Vor allem auf die, denen es schwer fällt, zum Ende zu kommen – oder den Anfangspunkt abzuwarten. Und so geht oft schon am Sonntagabend die Woche los – bei den meisten nur im Kopf, bei erstaunlich vielen ganz konkret am Smartphone oder Laptop.

Ein wirksames Gegengewicht in der oft überreizten Arbeitswelt ist die Achtsamkeit. Sie bringt uns auf den Boden zurück und in einen gesunden Abstand zur Arbeit. Dies bewirken insbesondere Atemübungen, ein besseres Körpergefühl und das bewusste Ausführen auch einfacher Tätigkeiten. Dieses Buch möchte Ihnen Anregungen geben, wie Sie die Achtsamkeit in Berufs- und Privatleben integrieren. Wir hoffen, dass es Ihnen damit gelingt, sich entspannter Ihrer Tätigkeit zu widmen und gleichzeitig Kraft zu sparen für mehr Freude in der Freizeit.

In diesem Sinne wünschen wir Ihnen eine gute Zeit bei der Arbeit und danach.

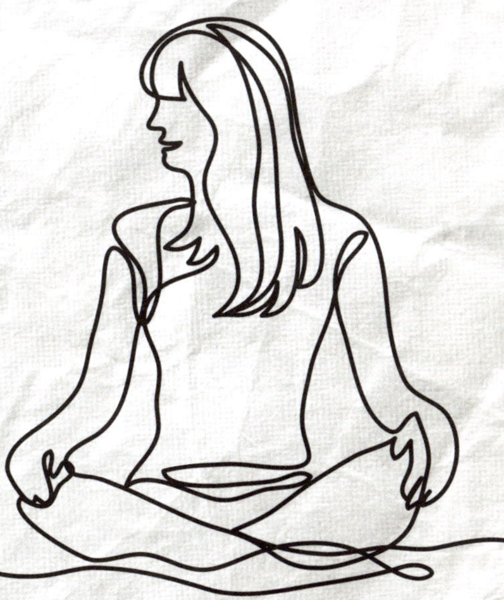

1

Das Wichtigste zuerst: Atmen!

Die Atmung ist das Zentrum aller Achtsamkeitsübungen. Kein Wunder, denn es ist ja ohnehin das Zentrum aller Dinge. Leben, das ist in erster Linie atmen. Und atmen bedeutet am Leben zu sein. Sich mit dem wichtigsten Stoff zu versorgen, ohne den wir nicht existieren können. Und dabei abzugeben, was wir nicht brauchen: verbrauchte Luft und damit gleich auch jede Menge schlechte Energie.

Darum richtet sich jede Achtsamkeitsübung auf den Atem, kehren wir immer wieder zum Atem zurück. Wir zeigen Ihnen anhand mehrerer Übungen, wie Sie sich die eigene Atmung bewusst machen können. Wenn Sie in Zukunft immer dann, wenn es eng wird – sei es terminlich, im Straßenverkehr oder in der Kehle – erst einmal einen tiefen Atemzug nehmen und dann gleich noch ein paar, dann sind Sie auf dem richtigen Weg.

2

**„Um im Leben glücklich zu sein,
brauchen wir etwas zu arbeiten,
etwas zu lieben und etwas,
auf das wir hoffen können."**

JOSEPH ADDISON,
ENGLISCHER DICHTER UND POLITIKER
(1672–1719)

AUGEN ZU UND LOS

Meistens sind wir uns unserer Atmung nicht bewusst, sondern überlassen sie unserem Körper. Allerdings sorgen die Mühen des Alltags manchmal dafür, dass unser Atem ganz schön unregelmäßig wird. Insbesondere, wenn wir uns ärgern oder wenn uns Kummer auf der Seele liegt, wird unser Atem unnatürlich flach.

Wenn Sie ein Kleinkind beim Schlafen beobachten, werden Sie bemerken, dass sich seine Bauchdecke deutlich hebt und senkt. Zu dieser Atmung wollen wir zurückkehren. So kommen Sie der Bauchatmung wieder auf die Spur:

1. Sie sitzen oder liegen an einem ruhigen Ort und schließen die Augen.
2. Sie beobachten, was Ihr Atem macht. Sie kontrollieren nicht und ändern nichts.
3. Lassen Sie die Schultern entspannt hängen, sie sollten sich bei der Atmung nicht nach oben bewegen
4. Lassen Sie den Atem in Ihren Körper strömen. Spüren Sie, wie sich Ihr Zwerchfell hebt und senkt.

Sie können auch die Hände zu Hilfe nehmen und auf den Bauch legen, um besser spüren zu können, wie der Atem Ihren gesamten Bauchraum mit Luft füllt.

EINE ERPROBTE METHODE!

Wer sich mit Achtsamkeit beschäftigt, dem begegnet auch MBSR, nicht zuletzt, weil es zum Beispiel von Jobtrainern und Volkshochschulen eingesetzt wird. Die Abkürzung steht für „Mindfulness Based Stress Reduction", zu Deutsch also „Achtsamkeitsbasierte Stressreduktion". Das Programm besteht im Wesentlichen aus den folgenden Punkten:

» Atemübungen

» Übungen zur achtsamen Körperwahrnehmung (Body-Scan)

» sanfte Yoga-Übungen

» Sitzmeditation

» Gehmeditation

» achtsame Ausführung alltäglicher Verrichtungen wie Mahlzeiten, Aufräumen, Fortbewegung

Weil MBSR eine so fundierte und erfolgreiche Methode ist, finden Sie auch in diesem Buch alle wesentlichen Bestandteile. Wenn Sie daran interessiert sind, dem weiter auf den Grund zu gehen und tiefer in die Praxis der Methode einzusteigen, dann recherchieren Sie einfach mal im Internet. Sicherlich findet sich ein Kursangebot auch in Ihrer Nähe.

Der Begründer

Jon Kabat-Zinn hatte Ende der 1970er-Jahre eine bahnbrechende Idee, mit der er seitdem vielen Patienten mit Stress-Symptomen, Depressionen und chronischen Schmerzen zur Linderung und zur Genesung verholfen hat. Und dabei ist er noch nicht einmal Arzt oder Psychotherapeut, sondern Molekularbiologe.

Er fand einen Weg, fernöstliche spirituelle Praktiken wie Meditation und Yoga in ein für weltliche Amerikaner und Europäer geeignetes Programm zu verpacken. Auf diese Weise konnte er Berührungsängste der Patienten überwinden und Ihnen dennoch zur wohltuenden Wirkung verschiedener Meditationstechniken verhelfen. Bis heute ist er mit seiner Stressreduktions-Methode ungemein erfolgreich.

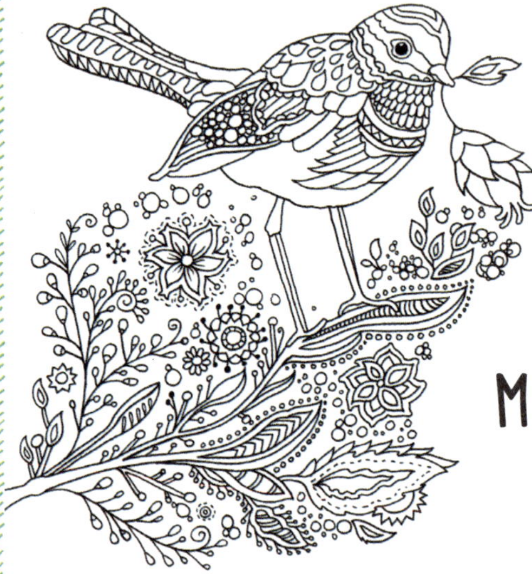

MIT BUNTSTIFTEN ZUR BALANCE

Ausmalen ist ein Riesentrend. Die vielen wunderschönen, detailreichen Motive für Erwachsene lassen Sie in den unvergleichlichen Flow aus Farben, Formen und Kreativität eintauchen, wie Sie es zuletzt vielleicht als Kind erlebt haben. Beim Gestalten mit Bunt- oder Filzstift können Sie einmal ganz die Welt um sich herum vergessen. Eine hervorragende Übung zur Entspannung und Fokussierung, die perfekt für kleine Pausen zwischendurch ist. Sie können es gleich hier ausprobieren!

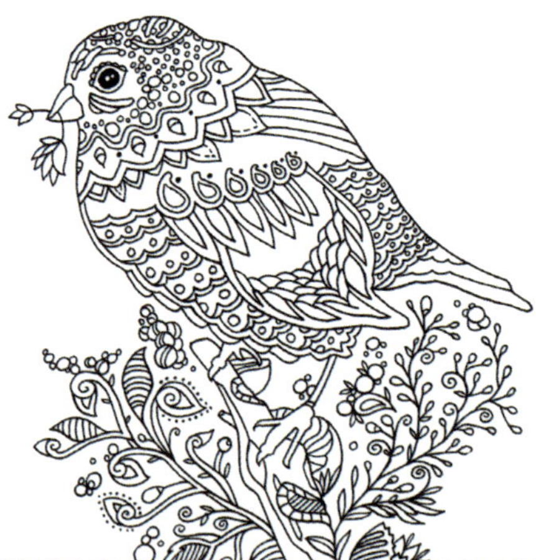

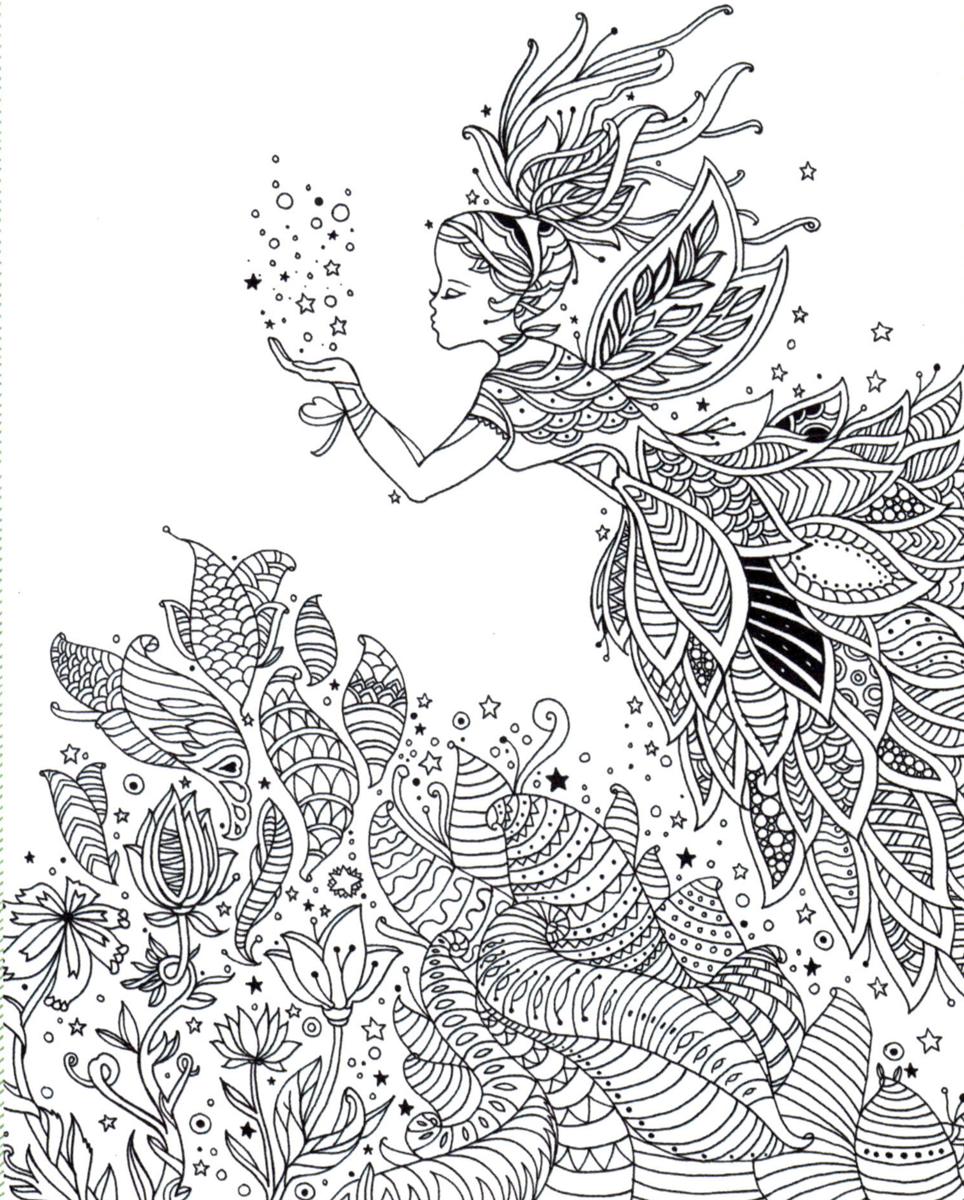

In den Körper spüren

„Body-Scan“ nennen Achtsamkeitsexperten eine Übung, bei der man sich ganz auf den Körper konzentriert und alle anderen Gedanken an sich vorbeiziehen lässt:

» Legen Sie sich lang ausgestreckt auf eine Yogamatte oder eine Matratze. Schließen Sie die Augen und konzentrieren Sie sich eine Weile nur auf Ihre Atmung.

» Dann richten Sie Ihre Aufmerksamkeit auf die Tatsache, dass Sie liegen und spüren nach, an welchen Stellen der Körper die Unterlage berührt.

» Nun gehen Sie der Reihe nach Ihre Körperteile durch und spüren in jedes einzelne hinein, lassen auch den Atem in Gedanken bis in diesen Körperteil fließen. Beginnen Sie mit den Beinen, lassen Sie die Arme folgen. Dann kommt der Rumpf dran. Denken Sie auch an die Schultern, die sind besonders wichtig. Schließlich sind Nacken und Kopf an der Reihe.

» Verweilen Sie kurz beim Scheitel, danach bleiben Sie noch eine Weile liegen und spüren der angenehmen Wirkung der Übung nach, so lange Sie möchten.

Wichtig ist dabei, mit wachsender Entspannung dennoch aufmerksam zu bleiben und nicht wegzudösen. Natürlich kann eine solche Übung auch eine gute Einschlafübung sein. Tagsüber praktiziert, hat sie aber einen anderen Zweck, nämlich das Bewusstsein für den Körper neu zu wecken.

Grapefruit-Wasser mit Rosmarin

Genug trinken ist wichtig, um gesund und leistungsfähig zu bleiben – mindestens zwei Liter am Tag sollten es schon sein. So vermeiden Sie auch Kopfschmerzen und so manche Durchhängerphase im Arbeitsalltag. Weil immer nur Wasser oder Kräutertee aber langweilig ist, wie wäre es mal mit Aromawasser zur Abwechslung? Die Möglichkeiten der Aromatisierung sind fast unendlich vielfältig. Diese Variante mit Grapefruit und Rosmarin tut nicht nur etwas für Ihre Geschmacksknospen und Ihren Flüssigkeitshaushalt, sondern hat darüber hinaus noch eine Detox-Wirkung. Wohl bekomm's!

Für 1 Liter:

½ Grapefruit • 2 Zweige Rosmarin • Eiswürfel nach Belieben

1. Grapefruit auspressen. Rosmarin waschen, in eine Karaffe geben und mit einem Stößel sanft anstoßen. Grapefruitsaft dazugeben und alles mit 1 l stillem Wasser aufgießen.
2. Das Grapefruit-Wasser vor dem Servieren 15 Minuten durchziehen lassen. Nach Belieben mit Eiswürfeln servieren.

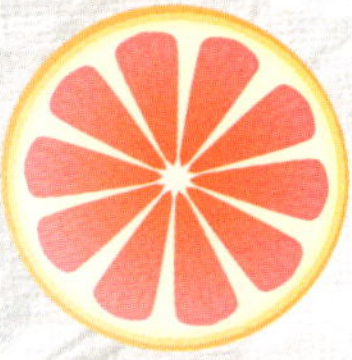

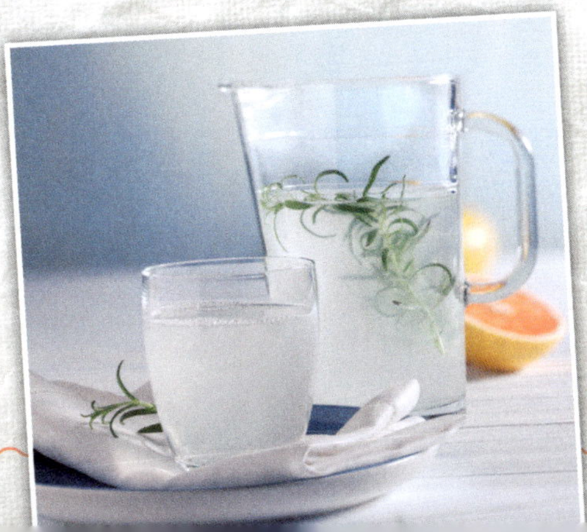

Sitzmeditation

Eine Meditation ist nichts weiter als eine Übung, um unsere unaufhörlich fließenden Gedanken zum Stillstand zu bringen, im Hier und Jetzt zu sein statt im Kopf immer schon drei Schritte weiter. Eine der grundlegendsten und sicher auch die bekannteste Meditation ist die Sitzmeditation. Ob Sie dafür im Lotossitz oder einfach auf einem Stuhl sitzen, spielt keine Rolle. Wichtig ist lediglich, dass Sie sich nicht anlehnen, sondern bequem, aber frei sitzen und sich aufrecht halten. Dabei hilft die Vorstellung, von einer Schnur am Hinterkopf sanft nach oben gezogen zu werden.

Nun geht es los: Atmen Sie tief und denken Sie an nichts. Ok, das ist natürlich schwieriger, als es klingt. Sobald Sie beginnen, werden vermutlich jede Menge Gedanken auf Sie einströmen, Ihre linke Schulter beginnt zu jucken und eine Wade krampft. Das ist ganz normal. Gerade wenn man im meditativen Sitzen noch ungeübt ist, gibt es ein paar einfache Tricks, um die Konzentration auf den Atem beizubehalten. Sie können zum Beispiel beim Atmen mitsprechen, ein und aus, ein und aus, ein, aus … Oder Sie zählen Ihre Atemzüge. Probieren Sie mal, ob Sie bis zehn kommen, ohne dass sich störende Gedanken dazwischenschieben. Wenn das der Fall ist: Gedanken vorbeiziehen lassen und ganz entspannt wieder bei eins beginnen. Akzeptieren Sie die Gedanken und lassen Sie sie los. Sie sind nur Hintergrundrauschen, das immer leiser werden wird.

Für den Anfang reicht es, wenn Sie ein paar Minuten sitzen. Nehmen Sie sich nicht zu viel vor, das führt nur zu Frust und eingeschlafenen Beinen. Später können Sie die Dauer der Meditation steigern, wie es Ihnen gut tut.

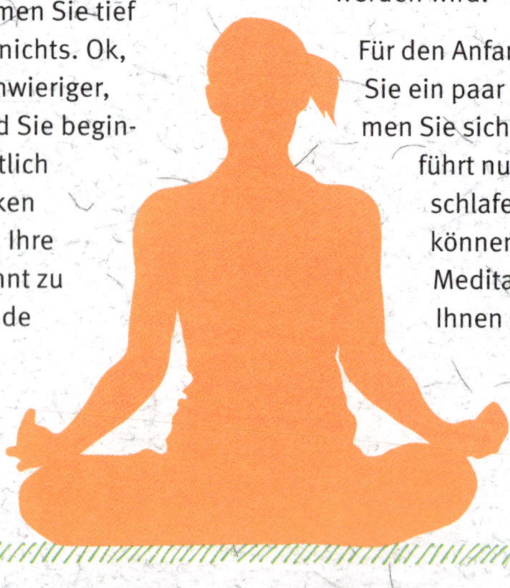

10

ATMEN FÜR FORTGESCHRITTENE

Wenn Sie die Bauchatmung bereits kennen und einige Male praktiziert haben, können Sie die Atemübung erweitern. Zu diesem Zweck legen Sie sich am besten flach auf den Boden und gehen folgendermaßen vor:

1. Schließen Sie die Augen und spüren Sie Ihrem Atem nach.
2. Genießen Sie es, den Atem in Ihren Bauch strömen zu lassen und lassen Sie die Schultern dabei möglichst entspannt.
3. Lenken Sie alle Aufmerksamkeit auf den Atem und lassen Sie ihn immer weiter in Ihren Körper strömen.
4. Füllen Sie Ihre Flanken (das ist die seitliche Bauchregion) mit Luft und schließlich auch den Rücken.
5. Versuchen Sie ruhig einmal, auch in Ihre Hüften zu atmen. Vielleicht gelangen Sie mit Ihrem Atem sogar bis in die Zehenspitzen. Probieren Sie es aus!

Gedanklich mit dem Atem alle Körperteile zu erreichen, hilft übrigens auch bei der Sitzmeditation, die reine Konzentration aufs Atmen beizubehalten.

Im Fluss

Der Begriff „Flow“ bezeichnet ein Tun, in dem wir so aufgehen, dass wir uns nicht nach dem höheren Sinn unseres Tuns fragen. Es bedarf dabei keiner Anstrengung, aufmerksam und elanvoll zu bleiben, selbst dann, wenn die gesetzte Aufgabe anspruchsvoll und anstrengend ist. Ganz und gar versunken gehen wir der Tätigkeit nach. Warum? Weil’s Spaß macht. So könnte man es jedenfalls auch sagen. Geprägt und etwas wissenschaftlicher beschrieben hat den Begriff ein ungarischer Psychologe mit dem unaussprechlichen Namen Mihály Csíkszentmihályi.

Was dahinter steckt, ist ganz simpel. Es kann durchaus Freude bereiten, Notwendigkeiten zu erkennen und darauf zu reagieren. Danach die nächste Notwendigkeit zu identifizieren und auch der wieder nachzukommen. Mehr ist achtsames Arbeiten im Grunde nicht. Tun, was notwendig ist, eins nach dem anderen, ohne Frage und ohne Widerwillen, im Fluss eben. Verordnen kann man sich den Flow zwar nicht und nicht jede Tätigkeit ist dafür geeignet. Man kann aber durchaus Ausschau danach halten.

12

Gehmeditation

Einfacher als die Sitzmeditation ist für ungeübte Meditierer die Gehmeditation, im Japanischen „Kinhin“ genannt. In buddhistischen Klöstern wird diese Übung zwischen zwei Sitzmeditationen durchgeführt. So kommt wieder Blut in die Füße und die Aufmerksamkeit wird für einen kurzen Moment auf den Raum und die Mitmönche gelenkt, bevor man wieder ganz bei sich ist.

Die Gehmeditation ist nicht zu verwechseln mit einem kontemplativen Spaziergang. Besonders am Anfang ist es besser, Sie führen sie in einem geschlossenen Raum aus, damit Sie nicht gestört werden.

» Stellen Sie sich aufrecht hin, die Schultern hängen ganz entspannt nach unten, die Hände können Sie hängen lassen oder vor der Brust halten. Atmen Sie tief ein und aus.

» Spüren Sie in Ihre Füße hinein, fühlen Sie den Boden und verlagern Sie Ihr Gewicht ein wenig nach rechts, nach links, nach vorne, nach hinten, bis Sie wieder in der Mitte ankommen.

» Nun heben Sie ein Bein und machen den ersten, sehr langsamen Schritt, dann den zweiten und gehen Sie los. Gehen Sie im Schneckentempo, rollen Sie jeden Schritt bewusst von der Ferse bis zur Zehenspitze ab, atmen Sie tief und gleichmäßig. Hängen Ihre Schultern noch entspannt herab? Störende Gedanken lassen Sie ziehen.

» Auf diese Weise durchqueren Sie in ein bis zwei Minuten ein Zimmer. Je nachdem, wie groß es ist, wenden Sie an der Wand und ziehen noch eine Bahn. Gehen Sie einfach nur, atmen Sie. Ohne Wertung, ohne nachzudenken. Schritt für Schritt.

DER RUHEPUNKT

Je besser Sie sich mit Ihrem Atem vertraut gemacht haben, umso leichter wird es Ihnen fallen, hier und da eine bewusste kleine Atempause einzulegen. Besonders entspannend ist es, dem kleinen Moment nachzuspüren, der zwischen dem tiefen Ein- und Ausatmen liegt.

Das geht ganz einfach: Wie immer wählen Sie einen ruhigen Ort, im Liegen oder im Sitzen, je nachdem, wie es sich einrichten lässt. Sie schließen die Augen und lassen den Atem zunächst fließen, ohne ihn zu kontrollieren. Achten Sie dabei auf den Punkt, wenn Sie die Lunge ganz gefüllt haben und zögern Sie das Ausatmen ein wenig hinaus. Schweben Sie gewissermaßen kurz über diesem Punkt. Er ist dem Gleiten zwischen zwei Flügelschlägen ähnlich, dem Innehalten der Schwingtür, bevor sie zur anderen Seite zurückschwingt oder dem höchsten Punkt einer Welle, bevor sie bricht.

Wenn Sie wollen, verharren Sie eine Weile an diesem Punkt, allerdings nie so lange, dass Sie in Atemnot geraten. Dieses Innehalten an einem Punkt, an dem Sie nichts tun – noch nicht einmal atmen – ist auch eine ideale Einschlafübung, weil es die Herzfrequenz senkt.

Wieviel von mir ist Job?

Der Beruf prägt unser Leben, ganz klar. Wir verbringen viel Zeit damit und reden viel darüber. Denken Sie doch einmal darüber nach, ob und wie sehr Ihr Beruf Sie ausmacht. Wann und warum haben Sie sich dafür entschieden, was waren prägende Stationen? Identifizieren Sie sich damit und inwiefern? Ist er lästiges Übel zur Existenzsicherung? Hatten Sie andere Träume? Oder sind Sie angekommen? Hier können Sie es festhalten:

Achtsamkeit ist auch Arbeit

Mancher erschrickt jetzt vielleicht und denkt: Oh, nein, ich bin doch auf der Suche nach Entlastung und mehr Lebensfreude! Sie können sich aber gleich wieder beruhigt zurücklehnen. Denn Freude und Entspannung sind der unweigerliche Effekt von Achtsamkeitsübungen. Allerdings ist es mit dem Lesen launiger Texte alleine nicht getan.

Achtsamkeit bedeutet auch, das Hirn im Nichtstun zu trainieren, und das fällt zu Anfang ganz schön schwer. Gerade wenn ein Gehirn zur Ruhe kommen soll, das sich bei der Arbeit ständig zu Höchstleistungen aufschwingen muss. Ohne regelmäßige Betrachtung des Atems und Meditation kommt man auf der Suche nach Achtsamkeit nicht weit.

Setzen Sie sich darum ein Ziel, dass Sie um Ihres Wohlbefindens willen anstreben: gleichbleibende Übungszeiten pro Tag, vielleicht auch noch einen Kurs, den Sie regelmäßig besuchen. Denn mit anderen Mitstreitern bringt die Sache noch mehr Entspannung und Spaß.

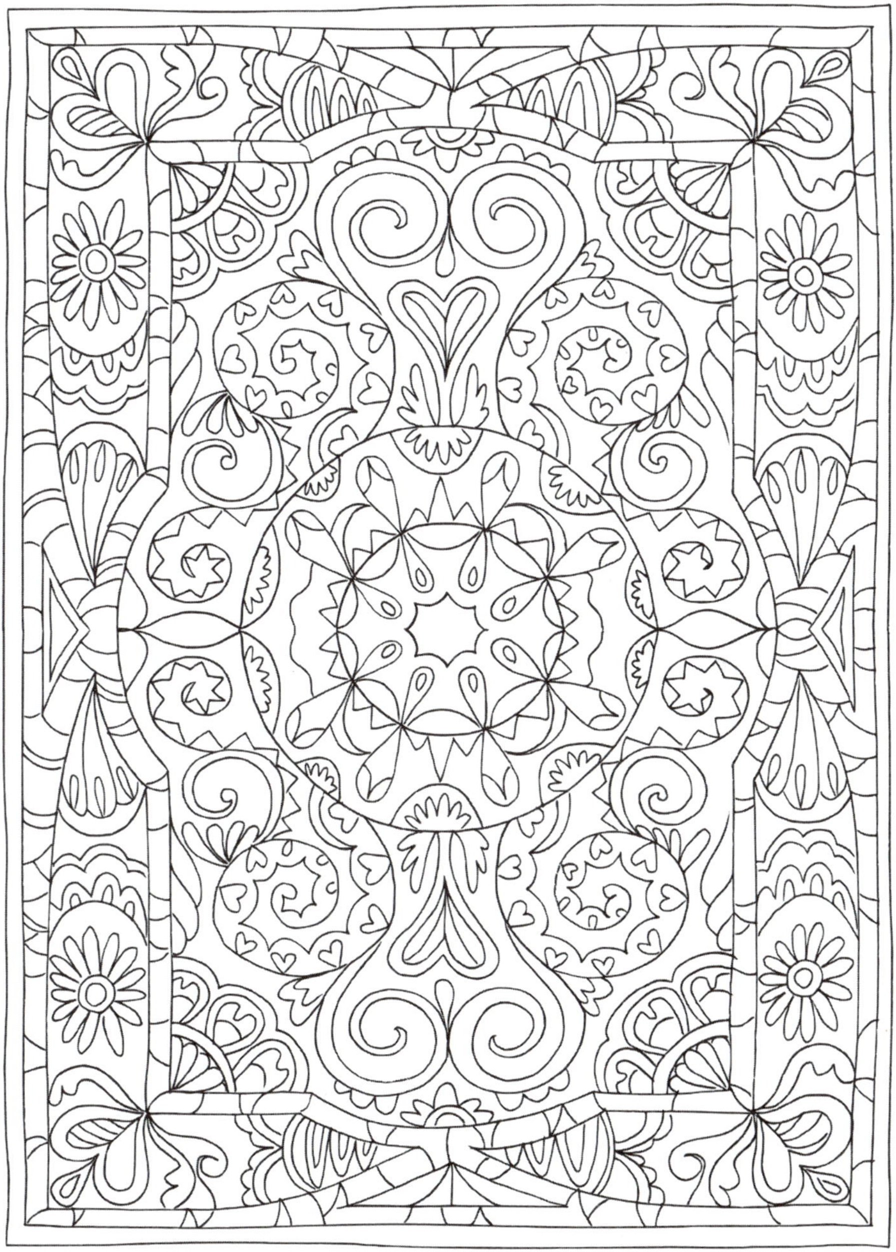

17

Wieviel ist sinnvoll?

Um einen Effekt der Übungen spüren zu können, sollten Sie zunächst mindestens eine Viertelstunde pro Tag reservieren, in der Sie sich zu einer Atemübung oder zur Meditation zurückziehen. Wenn es zweimal am Tag für eine Viertelstunde klappt, ist das noch besser.

Davon abgesehen ist natürlich den ganzen Tag Zeit für Achtsamkeitsübungen – immer dann, wenn Sie es schaffen, sich ganz und gar auf das zu konzentrieren, was Sie gerade tun. Sei es das Bettenmachen, ein Gespräch, eine Konferenz, essen oder Sport.

Da Achtsamkeit in hektischen Zeiten gerne unter die Räder kommt, ist jeder neue Tag auch eine neue Chance, damit (neu) zu beginnen.

18

„MAN SOLLTE NIE SO VIEL ZU TUN HABEN, DASS MAN ZUM NACHDENKEN KEINE ZEIT MEHR HAT."

Georg Christoph Lichtenberg,
Mathematiker und Physiker (1742-1799)

Leuchtende Häuser

Wenn Sie mögen, nutzen Sie die Zeit am Feierabend oder Wochenende auch immer mal für Kreativität. Häkeln, Stricken, Nähen oder Basteln sind wunderbare Tätigkeiten, um den Geist zu fokussieren und mal an nichts anderes zu denken als Wolle, Nadel, Faden, Schere oder Papier. Daher finden Sie in diesem Buch auch ein paar einfache Bastelanleitungen. Und das Beste am Kreativsein: Am Ende kommt auch noch etwas Schönes dabei heraus. Wie zum Beispiel diese hübschen Lichthäuschen, die eine angenehm warme und gemütliche Atmosphäre zaubern. Ideal zum Meditieren.

Größe: großes Haus 10,5 × 29 cm, kleines Haus 10,5 × 21 cm, kleines, schmales Haus 8 × 22 cm

» Vorlagen Seite 94

MATERIAL PRO HAUS

» Scrapbookingpapier (in Pastell gemustert), ca. 220 g/m², 50 × 70 cm

» Transparentpapier in Weiß, DIN A4

Außerdem

» Cutter und Schneideunterlage

» Falzbein und Lineal

Anleitung:

1. Das gewünschte Haus von der Vorlage auf ein Scrapbookingpapier übertragen und mit dem Cutter ausschneiden. Die gestrichelten Falzlinien mithilfe von Falzbein und Lineal falzen.
2. Für ein diffuseres Licht nun Fenster und Tür von innen mit Transparentpapier bekleben.
3. Das Haus zusammenfalten und die Laschen festkleben. Das Dach aufsetzen und festkleben. Ein LED-Teelicht oder eine kleine LED-Lichterkette in das Haus stellen bzw. legen. Bitte keine echten Kerzen verwenden, Brandgefahr!

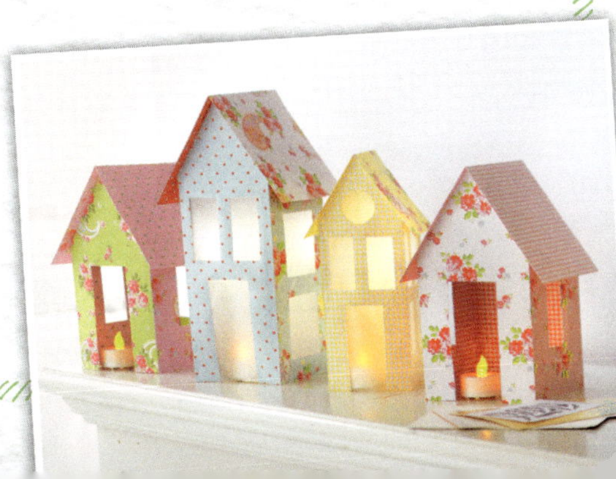

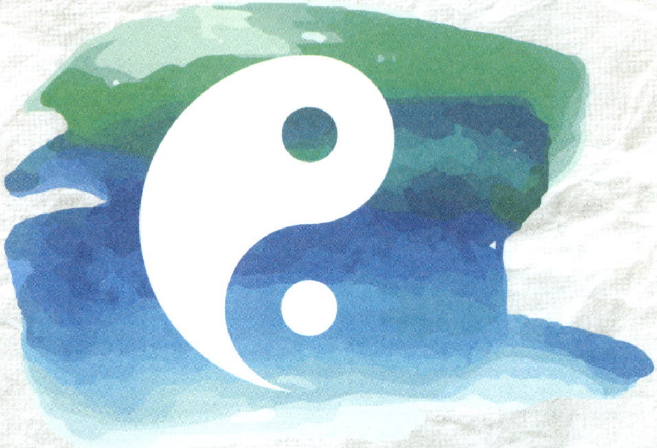

Den Geist stärken

Keine Idee mehr und keine Geduld, sich weiterhin einer Aufgabe zu widmen, die bis morgen erledigt sein muss! Kennen Sie das Gefühl? Der Kopf wird leerer, der Körper dafür zappeliger, Schokolade und Kaffee helfen auch nicht mehr.

Es gibt einen einfachen Kniff, sich wieder zu neuer Energie in Hirn und Geist zu verhelfen. Zum einen ist es das bewusste Atmen, das einfach immer hilft, wieder auf den Boden, in geistige Höhe und zu sich selbst zu kommen. Darüber hinaus können Sie es mit dieser Übung versuchen:

» Zunächst legen sie die Fingerspitzen beider Hände aufeinander. Dabei spüren Sie in die Kontaktpunkte hinein und konzentrieren sich auf die Energie, die zwischen den Händen fließt.

» Dann legen Sie die Fingerkuppen auf die Stirn. Lassen Sie sie eine Weile dort ruhen. Schließen Sie die Augen und freuen Sie sich über die Energie, die nun aus den Händen strömt.

Jetzt geht es hoffentlich mit neuer Kraft und Inspiration weiter!

Hier sein

Wie oft sind wir nicht ganz und gar an dem Ort, an dem wir uns befinden, sondern im Kopf irgendwo anders. Das beginnt schon am Morgen, wenn wir am Frühstückstisch gedanklich schon ins Büro eilen. In der Bahn oder im Auto, wenn die Fahrt ins Büro nicht schnell genug gehen kann. Bei der Arbeit dann wandern die Gedanken schon in die Kantine. Schon lange vor Feierabend begeben Sie sich ins Sportstudio und beim Sport wollen Sie nach Hause.

Dabei ist es viel schöner, genau dort zu sein, wo man sich befindet. Es lohnt sich, sich das zwischendurch immer wieder einmal klarzumachen. Insbesondere beim Meditieren ist das Hiersein auch eine Möglichkeit, seine Gedanken zur Ruhe zu bringen. Immer wenn sie drohen, Sie mit sich zu reißen, erinnern Sie sich bewusst daran, wo Sie sich gerade befinden, z. B. auf einem Meditationskissen oder auf einer Yogamatte.

Sie werden merken, dass das gar nicht so einfach ist. Ihr Geist macht sich ständig ohne den Körper auf den Weg zum Arzttermin oder zum Elternabend. Seien Sie ihm nicht böse, aber machen Sie ihm ruhig klar, dass diese Ausflüge im Moment weder sinnvoll noch notwendig sind.

22

Gedanken sind wie Wolken

Eine zentrale Idee bei der Meditation ist es, sich nicht von seinen Gedanken dominieren zu lassen. Jeder, der einmal versucht hat, an nichts zu denken, weiß, wie schwer das ist. Meistens sind wir so angefüllt mit Plänen, Sorgen, anstehenden Erledigungen, dass wir den Zustand, ganz befreit von allen Gedanken zu sein, nicht mehr kennen und auch nicht ohne Übung herbeiführen können.

Manchmal drehen die Gedanken sich nur um den anstehenden Gang zur Drogerie, manchmal sind sie schwerwiegender und belasten die Seele, die sich eine Auszeit vom Grübeln erhofft. Lassen Sie sich beim Meditieren nicht davon entmutigen, wenn immer wieder Gedanken auftauchen. Lassen Sie es geschehen (denn ändern können Sie es sowieso nicht, jedenfalls nicht sofort), und lassen Sie sie dann auch wieder davonziehen. Verketten Sie Ihre Gedanken nicht, sondern spüren Sie den kleinen Moment zwischen zwei Gedanken auf. Diese Freiräume werden mit Zeit und Übung immer größer.

23

Die Achtsamkeitsglocke

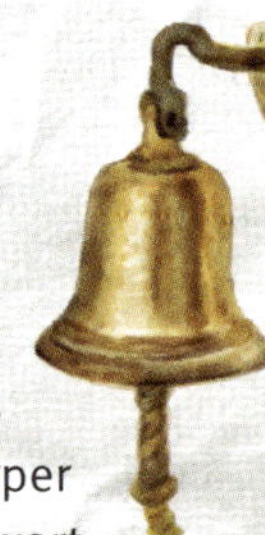

Eine gute Methode, um sich im Gewühle eines hektischen Tages immer wieder auf den Boden der Tatsachen und in den eigenen Körper zurückzubringen, ist die „Achtsamkeitsglocke“. Unter diesem Stichwort gibt es verschiedene Apps fürs Smartphone, die in regelmäßigen Abständen einen Gong ertönen lassen. Natürlich können Sie die Zeitintervalle und meist auch die Klangfarbe selbst wählen. Mit ein bisschen mehr Aufwand können Sie auch Ihren normalen Handywecker entsprechend einstellen.

Die Idee dahinter ist, dass wir uns manchmal in Erledigungen und Anforderungen verlieren. Dann ist es hilfreich, wenn uns regelmäßig ein Signal sagt: Mach’ mal halblang!

Werden Sie zum Tiger

Die Yogaübung „der Tiger“ (Vyaghrasana) kräftigt die Gesäß- und Oberschenkelmuskulatur und macht die gesamte Wirbelsäule beweglich. Die Übung ist somit ein idealer Ausgleich zum Büroalltag im Sitzen! Die Übung hat ihren Namen von dem in Indien beheimateten Tiger, einer besonders erhabenen und athletischen Großkatze.

1. Begeben Sie sich in den Vierfüßerstand, die Hände sind unter den Schultern und die Knie unter den Hüftgelenken. Richten Sie Ihren Blick nach unten und halten Sie den Kopf in Verlängerung der Wirbelsäule.
2. Atmen Sie aus, ziehen Sie dabei Ihr linkes Knie in Richtung Kopf und machen Sie sich rund.
3. Atmen Sie jetzt ein und strecken Sie dabei Ihre Wirbelsäule und Ihr linkes Bein. Der Kopf geht zurück in die Verlängerung der Wirbelsäule. Halten Sie die Position bei angehaltenem Atem einen Moment und gehen Sie dann beim Ausatmen in die runde Stellung zurück.
4. Wiederholen Sie diese Übung in einer ruhigen und fließenden Bewegung und wechseln Sie dann zum anderen Bein.
5. Üben Sie den Wechsel zwischen Rundrücken und gestreckter Position drei Mal. Steigern Sie die Übung langsam auf zehn Mal pro Seite.

Tipp

Der Tiger ist für jedermann geeignet, es sei denn, man leidet unter akuten Rückenbeschwerden. Wichtig: Führen Sie die Übung lieber zu langsam als zu schnell aus. Es soll eine langsame, kontrollierte Bewegung sein; arbeiten Sie nicht mit Schwung. Lassen Sie sich das Tempo von Ihrem eigenen Atem vorgeben.

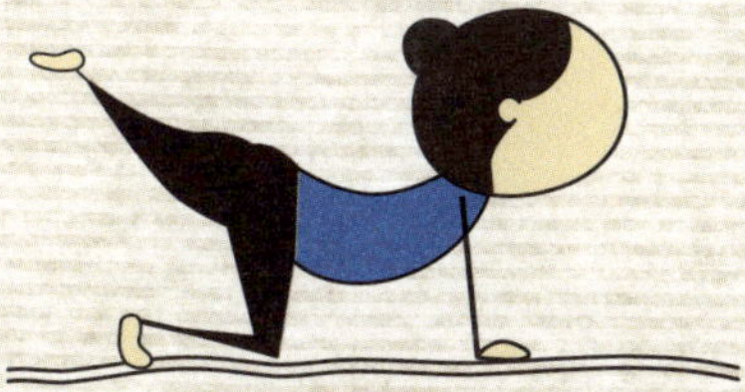

Auf sich achten

Gut auf sich achtzugeben, das bedeutet, am Arbeitsplatz wie in der Freizeit die Verantwortung für sich und sein Leben zu übernehmen. Behalten Sie dabei drei wesentliche Aspekte Ihres Wohlbefindens im Auge:

» Körperliche Bedürfnisse: Ausreichend Schlaf und ausgewogene Ernährung sind das A und O. Lassen Sie sich Ihren Rhythmus nicht vom Arbeitsplatz diktieren. Weder, was das Essen, noch was das Schlafen betrifft. Wenn Sie merken, dass Sie zu wenig oder schlecht schlafen, ist das ein Alarmsignal. Das Gleiche gilt für zu wenig oder zu viel Essen.

» Abwechslung und Kreativität: Nicht jeder Beruf kann uns das bieten. Oder? Manchmal ist es auch die Zusammensetzung der Kollegenschaft oder die Firmenphilosophie, die Sie unzufrieden macht und nicht Ihre Tätigkeit. Suchen Sie nach kreativen Nischen, nach den farbenfrohen Seiten Ihres Berufes, nach neuen Herausforderungen. Wenn Sie gar keine finden oder sich schaffen können, ist es vielleicht Zeit, die Antennen nach abwechslungsreicherer Arbeit auszurichten oder den Missstand eventuell im nächsten Mitarbeitergespräch anzusprechen. Wer weiß, vielleicht gibt es im aktuellen Job ja Möglichkeiten, die Sie bisher nicht kannten.

» Zwischenmenschliches: Dies ist ein ganz erheblicher Faktor bei der Work-Life-Balance. Sich auf einen Plausch in der Kantine oder auch nur im Flur zu freuen, steigert die Lebensqualität am Arbeitsplatz ganz enorm. Immerhin verbringen die meisten Menschen mit ihren Kollegen mehr Zeit als mit ihren Freunden oder sogar der Familie.

26

Guten Morgen, liebe Sorgen

Aufwachen! Der Wecker klingelt. Wie geht es Ihnen in diesem Moment? Fallen Sie gleich schon die ersten Sorgen an oder drehen Sie sich noch einmal genüsslich um? Eilen Sie in Gedanken schon ins Büro, ärgern Sie sich schon mal vorausschauend über einen Kollegen? Oder auch über die eigenen Kinder, weil sie partout nicht in die Gänge kommen?

Geben Sie sich am Morgen ruhig ein paar Momente, in denen Sie sich bewusst machen, was gerade passiert: Ich bin soeben aufgewacht, ich genieße den Luxus eines warmen, bequemen Betts. Ich darf noch fünf Minuten ruhen, wenn ich das möchte. Vielleicht singt die Amsel schon ihr Lied, das wäre nett.

Vielleicht gehen Sie kurz durch, was tagsüber alles zu tun sein wird. Wenn ein harter Tag droht, dann bleibt immer noch die Aussicht, dass Sie heute Abend wieder ins warme Bett zurückkehren dürfen. Sorgen Sie, wann immer es geht, dafür, dass die Minuten nach dem Aufwachen Ihre Zeit bleiben.

27

„Bewahre deine Seelenruhe auch den Widerwärtigkeiten des Alltags gegenüber."

HORAZ, RÖMISCHER DICHTER UND PHILOSOPH (65-8 V. CHR.)

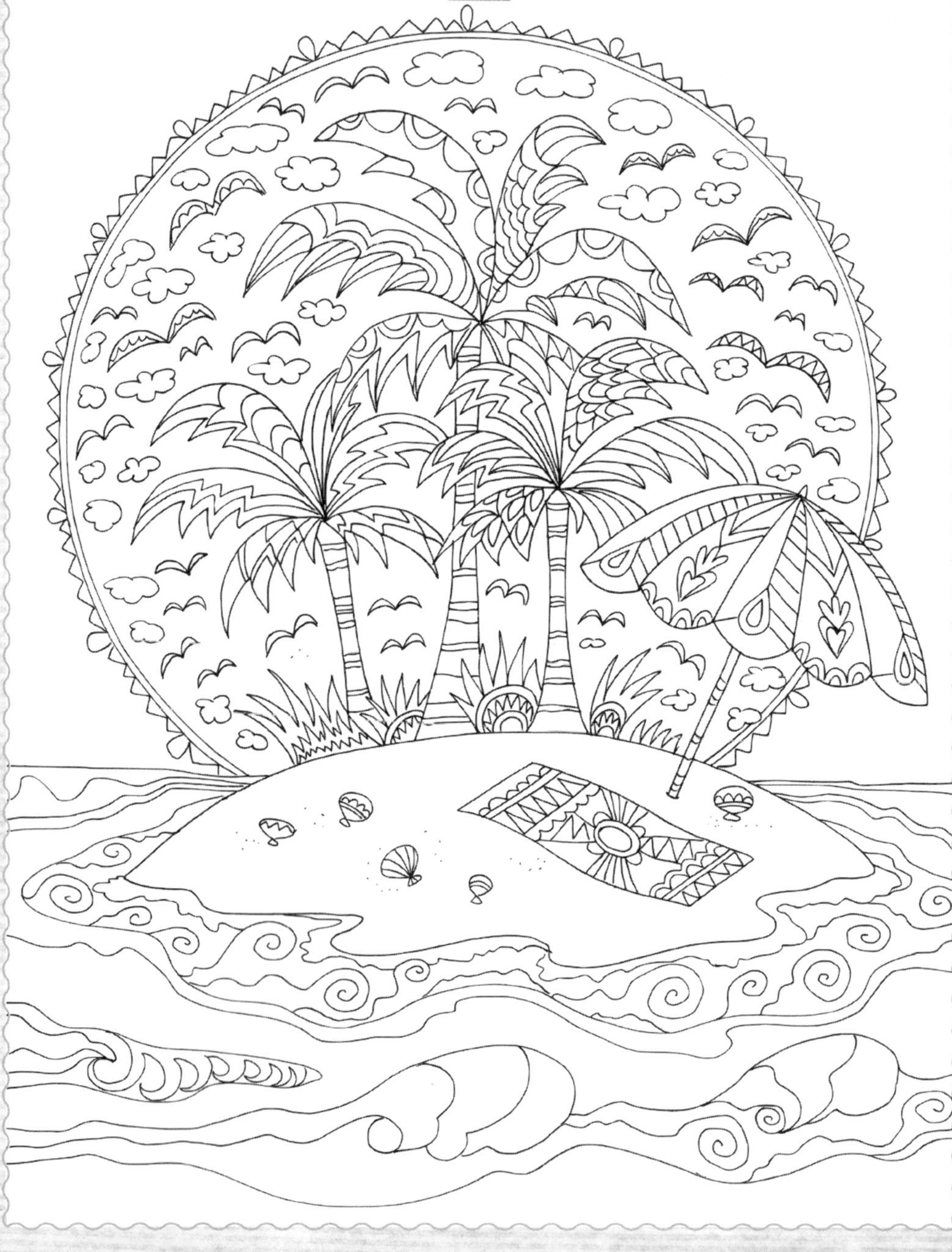

Und Tschüss ...

Wie beschließen Sie Ihren Arbeitstag? Sehnen Sie sich dem Feierabend entgegen, wenn Sie endlich den Laden schließen, den Hammer weglegen oder den Computer ausschalten dürfen? Oder arbeiten Sie im Gegenteil fieberhaft gegen die Uhr und wissen nicht, wie Sie die vielen Aufgaben, die heute zu erledigen sind, in einem Arbeitstag unterbringen sollen? In jedem Fall ist es von Vorteil, auch das Ende der Arbeit bewusst wahrzunehmen und diese abzuschließen.

Auch wenn man viel zu tun hat, ist es manchmal sinnvoller, sich für das Sortieren und Planen des nächsten Tages Zeit zu nehmen, als bis zur letzten Minute zu versuchen, alles heute noch erledigt zu bekommen. Schreibe Sie sich kurz vor Feierabend die wichtigsten Aufgaben für morgen auf.

Erstens müssen Sie auf diese Weise keine Sorge haben, bis zum nächsten Tag etwas Wichtiges zu vergessen und verhindern so, dass Sie die Arbeit gedanklich mit nach Hause nehmen. Zweitens sind Sie dann besser auf den kommenden Tag vorbereitet und sehen am nächsten Morgen auf den ersten Blick, was zu tun ist. Wenn dann alles abgeschlossen ist, können Sie die Arbeit ganz hinter sich lassen und sich dem Teil Ihres Lebens widmen, für den Sie arbeiten: Ihrer Freizeit.

Den Tag beschließen

Ein Glas Wein, vorm Fernseher eingenickt und dann doch zu spät im Bett. Für viele sieht so der Feierabend aus, insbesondere nach einem stressigen Arbeitstag. Was einem zur lieben Gewohnheit geworden ist, hindert einen womöglich daran, einen wirklich entspannten Abschluss zu finden.

Stattdessen könnte man auch mal versuchen, den Tag, den man erleben durfte, mehr zu würdigen. Indem man ihn Revue passieren lässt, sich ein paar Begebenheiten in Erinnerung ruft, die angenehm waren und die gut gelaufen sind. Die Ruhe genießt, die eingetreten ist, und zwar richtig, ohne irgendwelchen Input. Vielleicht noch ein paar Schritte um den Block spaziert oder in den nächstgelegenen Wald.

Und gönnen Sie sich schließlich auch ein paar bewusste Momente im Bett mit der Vorstellung, wie angenehm es ist, in die Kissen sinken zu dürfen und einzuschlafen. Wichtig: Der Job gehört nicht ins Schlafzimmer! Einzige Ausnahme: Sie gleiten mit dem Gedanken an ein schönes Erfolgserlebnis selig in den Schlaf hinüber.

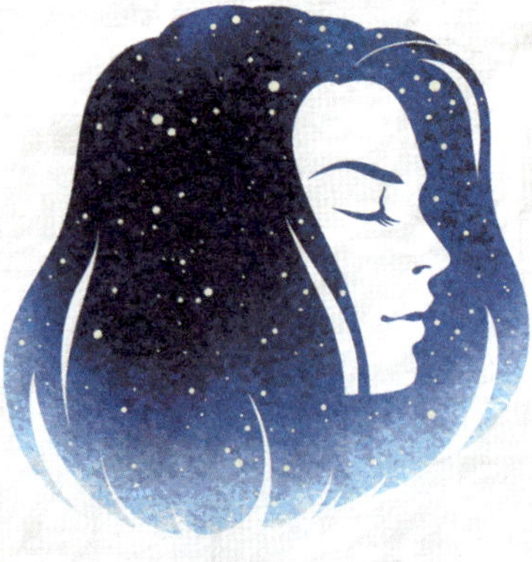

31

Es sein lassen

Gerade das Arbeitsleben bietet leider etliche Gelegenheiten, sich zu ärgern. Das kann das Arbeitspensum sein, das schlechte Kantinenessen und natürlich ganz besonders die Kollegen, die es nicht so machen, wie man es selbst anginge. Was dabei in erster Linie hilft: Alle Beteiligten so sein lassen, wie sie sind. Das bedeutet nicht, dass einem egal ist, wie es im Unternehmen weitergeht oder man nicht an Problemlösungen interessiert wäre. Es bedeutet nur, dass man die Umstände und die Menschen, mit denen man zusammenarbeitet, so annimmt, wie sie sind. Es bedeutet auch nicht, klärenden Gesprächen und Konfrontationen aus dem Weg zu gehen. Aber es schadet nicht, anzuerkennen, dass jeder die Welt ein wenig anders sieht, und unter dieser Prämisse das eigene Handeln auch ab und zu einmal neu zu bewerten.

32

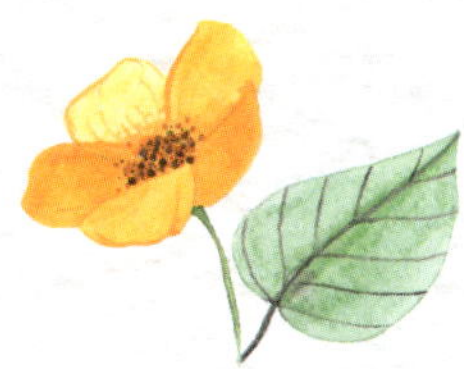

UND JETZT RAUS!

Wenn der Arbeitstag geschafft ist, sind wir es oft auch. Es ist erstaunlich, wieviel unserer Energie im Laufe von acht oder mehr Stunden auf der Strecke bleibt. Für körperlich anstrengende Berufe gilt das sowieso, aber auch so ein ganzer Tag vor einem Bildschirm kann schon sehr schlauchend sein. Viele bekommen tagsüber nicht genügend Frischluft oder gar Tageslicht. Selbst wenn wir den Arbeitstag ohne Zigarettenpausen, Schokoattacken und zu viel Kaffee überstehen, ist Arbeiten an sich schon eine ungesunde Sache.

Darum gilt nach Feierabend: So oft wie möglich raus aus der Bude, wenn es die Zeit zulässt. Gehen Sie an die frische Luft. Suchen Sie die Sonne und die Gesellschaft von Bäumen. Eine Joggingrunde von 20 Minuten ist schon wirkungsvoll, für den Rücken, die Haut und die Laune. Wenn es dafür nicht reicht, dann wirkt auch ein kleiner Spaziergang Wunder.

Duschbutter

Ob morgens zum Aufwachen, nach dem Sport oder abends zum Entspannen, eine warme Dusche empfinden die meisten Menschen als sehr angenehm. Die Welt bleibt draußen und Sie spüren nur das warme Wasser, die Tropfen auf Ihrer Haut, den Duft von Shampoo oder Duschgel. Vielleicht haben Sie einen dieser Duschköpfe, die man auf „Massage" umstellen kann? Nutzen Sie diese Funktion doch mal wieder und genießen Sie den Effekt ganz bewusst. Als tollen Zusatz für die Wellness-Dusche und als reichhaltige Alternative zu Seife und Duschgel kann Ihnen diese Duschbutter dienen, die Sie ganz leicht selber machen können. Schon die Herstellung ist eine schöne Gelegenheit, um den Alltag mal eine Weile Alltag sein zu lassen und sich stattdessen voll und ganz einem schönen Projekt zu widmen.

ZUTATEN

- 50 g Kakaobutter
- 50 g Sheabutter
- 2 g Buttermilchpulver
- 2 g Parfümöl Ylang Ylang
- auf Wunsch 1 kleine Prise Dragocolor Ultramarinviolett
- Silikon-Muffinform, hier in Rosenform

1. Utensilien bereitstellen und alle Zutaten abwiegen.
2. Kakaobutter und Sheabutter langsam auf dem Herd schmelzen. Vom Herd nehmen.
3. Das Buttermilchpulver einrieseln lassen. Sofort gut verrühren. Wenn eine homogene, gleichmäßig trübe Flüssigkeit entstanden ist, den Duft hinzugeben.
4. Danach ggf. die Farbpigmente einrieseln lassen. Kräftig verrühren und in die Form gießen. Alles in den Kühlschrank stellen und erkalten lassen. Erst aus der Form nehmen, wenn die Konsistenz fest genug ist. Lieber etwas länger warten, bis die Duschbutter komplett fest geworden ist. Dann lässt sie sich ohne Probleme aus der Form lösen.
5. Die Duschbutter ist sehr reichhaltig, denn sie besteht primär aus Fetten. Sie ist daher auch nicht unendlich haltbar. Am besten stellen Sie nur kleine Mengen her und verbrauchen sie rasch.

WER BIN ICH, WENN ICH NICHT ARBEITE?

Einen Großteil unserer Zeit verbringen wir mit unserem Beruf. Aber da ist doch noch mehr! Wenn Sie Ihren Beruf außer Acht lassen, was macht Sie dann aus? Fragen Sie sich ruhig einmal, aus welchen Facetten die private Person besteht, die Sie sind. Laienschauspielerin, Literaturliebhaber, Wandervogel, Gärtnerin, Freundin, Tierschützer, Elternteil? Aus welchen Teilen bestehen Sie und in welchem Verhältnis stehen Ihre Teile zueinander? Hier können Sie es aufschreiben:

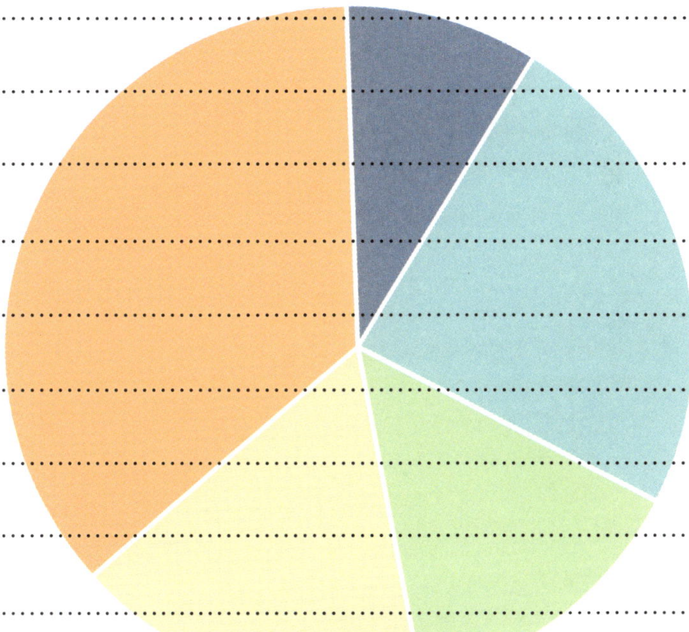

35

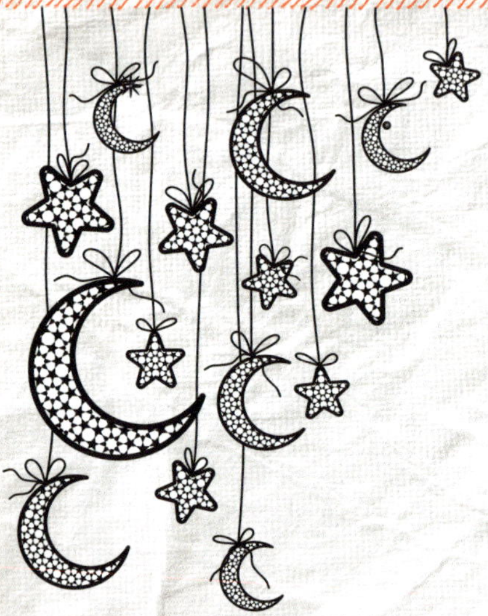

„Träumereien sind der Mondschein der Gedanken."

JULES RENARD,
FRANZÖSISCHER SCHRIFTSTELLER
(1864–1910)

36

TRÄUM MAL DRÜBER NACH!

Viele Menschen behaupten von sich, nicht zu träumen. Das ist ein weit verbreiteter Irrtum. Jeder Mensch verarbeitet in der Nacht durch Träume die Erlebnisse des Tages. Wer sich dieser Tatsache bewusst ist, macht schon den ersten Schritt zum Zugang zu seinen Träumen. Ausführliche Kenntnisse der Traumdeutung braucht es meistens nicht, um sich selbst mit allen Wünschen und Ängsten durch Träume ein wenig besser kennen zu lernen. Probieren Sie es mal aus: Wünschen Sie sich beim Einschlafen einen Traum und nehmen Sie sich vor, etwas davon mit in die wache Welt zu nehmen. Sollte dieser Fall eintreten, sind Sie schon gewappnet und haben ein Notizbuch am Bett liegen, in dem Sie sich notieren, was nachts passiert ist.

Wozu ist das gut? Sie kommen einer Seite an sich näher, die Sie vielleicht noch nicht so gut kennen, und das wird Ihnen in vielen Situationen, sei es privat oder im Beruf, nützlich sein. Abgesehen davon können Träume durchaus amüsant sein, wenn man ihnen genug Platz einräumt.

Müde sein

Gespräche über die Müdigkeit füllen seit jeher Small-Talk-Lücken in der Kantinenschlange und an der Bahnhaltestelle. Wir reden viel darüber, aber letztendlich räumen wir der Müdigkeit nur einen geringen Raum in unserem Leben ein.

Tatsächlich ist es so, dass wir zu selten auf die Signale des Körpers hören, wenn wir Müdigkeit empfinden. Sie kann viele Ursachen haben. Manche Menschen reagieren damit auf Überforderung. Sogar Angst kann sich als wattiges Gefühl im Kopf und in schweren Augenlidern äußern. Einseitige Ernährung, zu geringe Flüssigkeitszufuhr oder zu wenig Bewegung können auch ein Grund sein. Das allabendliche Glas Wein kostet den Körper ebenfalls Kraft, denn den enthaltenen Alkohol muss er erst Mal wieder abbauen. Gehen Sie der Sache auf den Grund, wenn Ihnen Müdigkeit zu schaffen macht!

Eines ist aber sicher: Ruhen und schlafen hilft bei allen Formen der Belastung. Gestehen Sie sich die eigene Müdigkeit zu und verlangen Sie sich in der Freizeit nicht zu viel ab. Manchmal will man eben nicht mehr zum Sport und noch nicht mal ins Kino. Hinlegen, ausschlafen, Löcher in die Luft gucken ist die Devise. Bis die Kräfte zurückkehren.

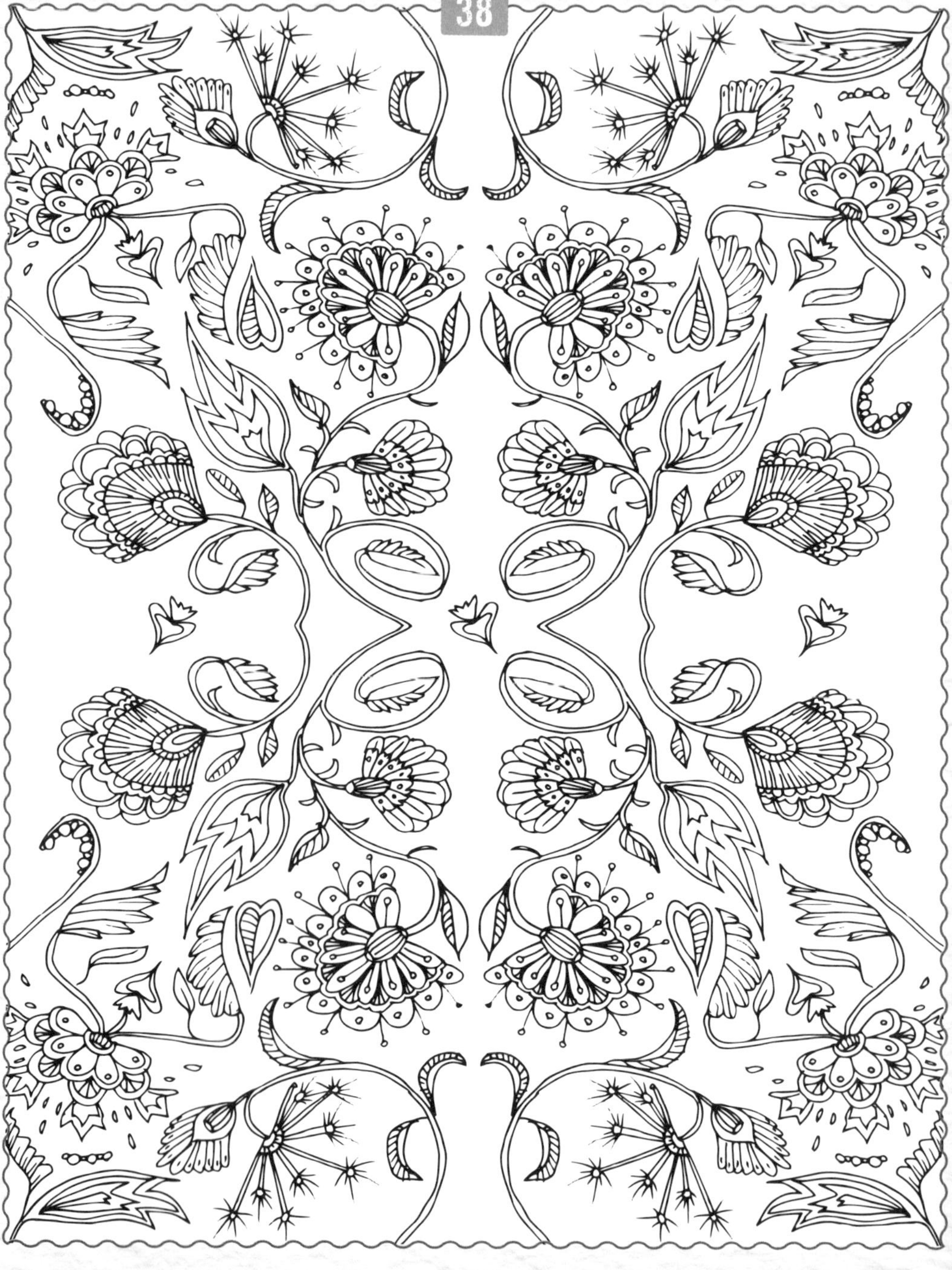

Treppauf, treppab

Schon gehört? Sitzen ist das neue Rauchen. Was meistens als Scherz durch die Büroflure weitergegeben wird, ist jedoch ein Fakt. In der Tat haben Wissenschaftler herausgefunden, dass sich das stundenlange, unbewegte Sitzen im Büro lebenszeitverkürzend auswirken kann. Es ist schlecht für den gesamten Bewegungsapparat und steigert das Risiko für Herz-Kreislauf-Krankheiten ganz immens. Ganz abgesehen davon ist es auch nicht gerade leistungssteigernd und kreativitätsfördernd.

Eigentlich bieten viele Arbeitsplätze die Möglichkeit, sich zwischendurch Auslauf zu verschaffen. Klar nehmen Sie morgens sowieso schon die Treppe, aber wie wäre es mit einem kurzen Spurt zur Mittagspause, einmal ganz nach oben und gleich wieder runter? Mit einem Gang um den Block statt der Zigarette im Hof? Mit ein paar Kniebeugen am Fenster? Mit dem Kopierer zwei Stockwerke entfernt statt dem vor der Bürotür? Was Ihnen vielleicht zunächst befremdlich vorkommt, kann schon sehr bald zur lieben Gewohnheit werden. Beine, Rücken, Schultern und Nacken werden es Ihnen danken.

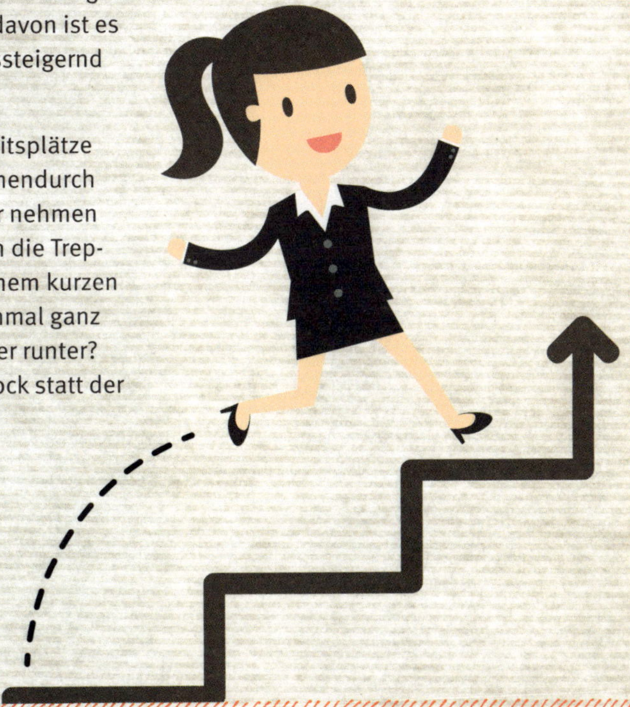

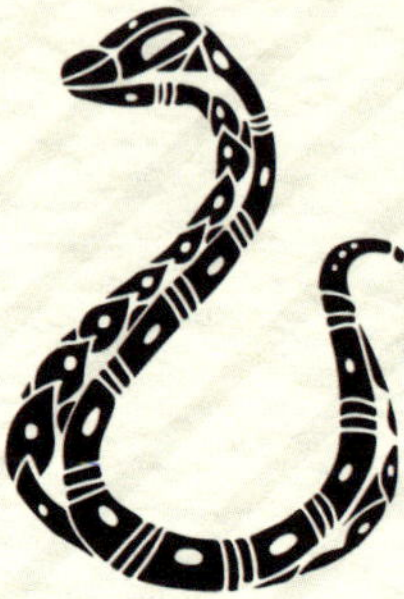

DIE KOBRA

Die Kobra ist eine sehr dynamische Übung, die zu den klassischen Yoga-Positionen gehört. Sie ist der Haltung der Schlange nachempfunden, die sich aufrichtet, um ihren Feinden zu drohen. Die Kobra fördert die Beweglichkeit der Wirbelsäule wie keine andere Yogaübung. Sie wirkt günstig auf Lendenwirbelsäule und Kreuzbein, kräftigt die Brustmuskulatur und dehnt den Brustkorb. Die Bauchorgane werden wohltuend massiert und der gesamte Bauch- und Beckenraum besser durchblutet. Die Verdauung wird geregelt. Mit der Kobra werden Verspannungen im Schulter- und Nackenbereich gelöst und damit auch die Atmung verbessert. Sie festigt Kinn und Handgelenke und wirkt belebend auf den gesamten Organismus. Ein gesundes Rund-um-Sorglos-Paket also (nicht nur) für Menschen, die den ganzen Tag sitzen müssen.

1. Sie liegen in Bauchlage auf der Unterlage. Die Arme und Hände liegen dicht neben dem Körper, die Füße und Beine sind geschlossen. Der Kopf liegt auf das Kinn gestützt auf dem Boden. Die Augen sind geschlossen.
2. Nun führen Sie die Arme nach vorn und setzen die Hände nah am Körper in Höhe der Brust auf. Die Ellbogen sind gebeugt, die Schulterblätter schieben sich automatisch zueinander.
3. Heben Sie nun einatmend den Kopf und legen Sie ihn langsam und vorsichtig in den Nacken. Heben Sie Schultern und Brustkorb nach oben. Benutzen Sie vor allem Ihre Rückenmuskulatur, die Arme wirken nur als Unterstützung. Der Kopf sollte stolz gereckt sein, die Schultern sind nicht nach oben gezogen, fallen locker nach unten.

4. Bewegen Sie Kopf und Oberkörper so weit wie möglich nach hinten. Das Schambein bleibt auf dem Boden. Der Nabel sollte ebenfalls so nah wie möglich am Boden bleiben. Sie befinden sich in der Kobrastellung.
5. Halten Sie diese Stellung für mindestens zehn Sekunden. Dann legen Sie ein- und ausatmend zuerst Wirbel für Wirbel den Brustkorb ab, dann Hals, Nacken und Schultern, zuletzt den Kopf.
6. Lösen Sie die Stellung in der umgekehrten Reihenfolge wieder auf. Entspannen Sie sich, heben Sie den Kopf und legen Sie ihn zu einer Seite. Spüren Sie der Übung nach. Was hat sie in Ihrem Körper ausgelöst?

Tipps:

Regelmäßiges Üben bringt die aufgeführten Wirkungen. Daher sollten Anfänger diese Haltung täglich ausführen. Achten Sie bei dieser Übung auf die Bewegungen Ihrer Wirbelsäule. Der Kopf hebt sich zuerst und wird zuletzt langsam abgelegt. Überfordern Sie sich nicht. Gehen Sie nur so weit, wie Ihr Körper es zulässt.

Für die Ausführung dieser Haltung gibt es quasi keine Einschränkungen. Es gilt jedoch wie bei jeder Übung: Wenn es schmerzt, sollte man aufhören. Gewöhnen Sie Ihren Körper langsam an die Übung.

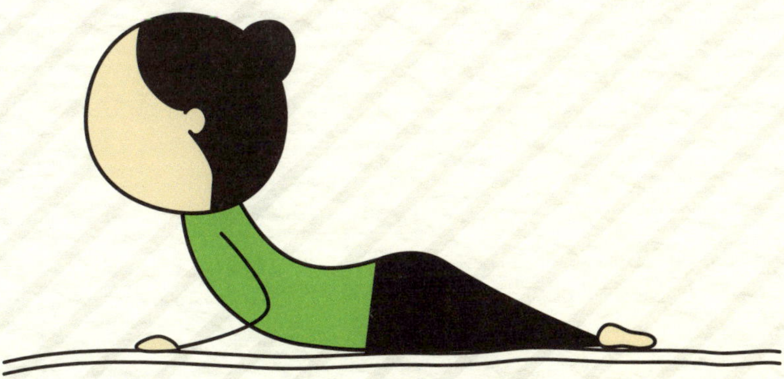

Hallo, Kollege!

E-Mails haben viele Vorteile. Insbesondere die Bürokommunikation ist dadurch sehr viel rasanter geworden. Im Moment des Abschickens ist der Inhalt auch schon beim Empfänger angekommen. Als direkte Reaktion auf das Gelesene ist der „Antworten"-Button flugs geklickt und die Antwort im gleichen Moment formuliert. Entfernungen spielen keine Rolle mehr beim effizienten Zusammenarbeiten. Schnecken-, Rohr- und Flaschenpost gehören der Vergangenheit an.

Wie bequem ist es doch, auch dem Kollegen, der eine Etage höher oder auch im Nachbarbüro sitzt, zu mailen. Fragen, die im persönlichen Gespräch schnell geklärt wären, tippt man lieber ein, als dass man den kurzen Weg ins Nachbarbüro auf sich nimmt. Es soll Kollegen geben, die im gleichen Haus sitzen, beinah täglich kommunizieren und einander noch nie gesehen haben.

Sie ahnen sicherlich schon den nächsten Tipp: Nehmen Sie doch ab und zu die Beine in die Hand und besuchen Sie einen Kollegen persönlich. Wechseln Sie ein paar Worte miteinander. Erstens beugt das Thrombosen vor, zweitens erfährt man immer etwas Neues und drittens steigt die Laune.

42

Meine Zeit gehört mir

Für viele Arbeitnehmer ist es inzwischen selbstverständlich geworden, auch außerhalb der regulären Arbeitszeiten erreichbar zu sein. Dass von der Firma die Gerätschaften zum Arbeiten und Kommunizieren von zu Hause bereitgestellt werden, wird als der Vorteil „flexibler Arbeitszeiten“ verkauft. Es schlägt sich aber leider in der Unsitte nieder, dass am Sonntag schon vorbereitend E-Mails gelesen werden, dass man nach Feierabend noch einer Telefonkonferenz zugeschaltet wird und dass es immer schwerer wird, bei einer Krankmeldung auch wirklich im Bett zu bleiben.

Da diese Zustände normal zu werden scheinen und man Gefahr läuft, ins Hintertreffen zu geraten, wenn man nicht mitmacht, werden die Zeiten schwerer für Menschen, die Wert legen auf arbeitsfreie Lebenszeit. Schauen Sie genau hin: Macht Ihnen die Arbeit so viel Spaß, dass Sie sie auch noch mit nach Hause nehmen wollen? Oder wären Sie gerne freier? Was würde passieren, wenn Sie einmal nicht erreichbar wären? Wägen Sie ab und gestatten Sie sich, geizig zu sein mit Ihrem höchsten Gut: Ihrer Lebenszeit.

43

AROMAKUR

Es ist schon erstaunlich, wie schlecht es in Büros riechen kann. Ob es nun an Putzmitteln, an den Ausdünstungen der Kollegen, an Baustoffen oder einfach nur an schlechten Vibrationen liegt, ist schwer zu sagen.

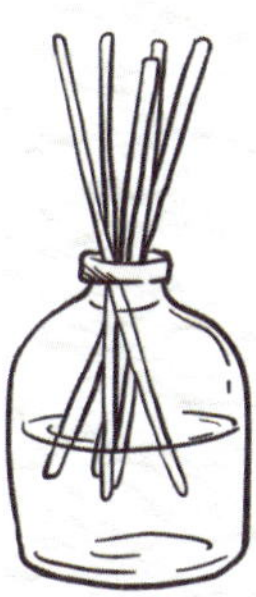

Sehr hilfreich sind da kleine Fläschchen mit Aromaölen und Holzstäbchen oder auch nur eine Duftseife in einer Schale. Probieren Sie mal, was Sie bei der Arbeit beflügelt. Falls Sie Ihren Arbeitsplatz mit jemandem teilen, natürlich vorher absprechen, ob ein bisschen Raumbeduftung für den anderen ok ist. Ob Thymian, Citrus, Vanille oder Lavendel: Auf jeden Fall wirkt es sich immer aus, sich etwas Gutes zu tun, und sei es etwas noch so Kleines.

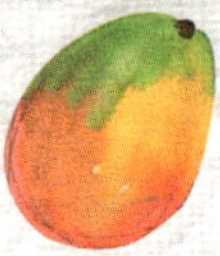

Mango-Reissalat

MIT GEBRATENEN PUTENBRUSTSTREIFEN

Ein leckeres, leichtes Mittagessen ist das A und O für die zweite Tageshälfte. Dieser aromatische Salat liefert Ihnen jede Menge Vitamine und ausreichend Kohlenhydrate für einen energiereichen Nachmittag. Sie können ihn am Abend vorher ganz in Ruhe vorbereiten, sodass Sie morgens nur noch das Dressing anrühren und alles ins Glas schichten müssen.
Versuchen Sie einmal, bei der Zubereitung Ihre Nase aktiv einzubeziehen. Atmen Sie den Duft der einzelnen Zutaten vor der Verarbeitung mit geschlossenen Augen tief ein und konzentrieren Sie sich ganz auf die verschiedenen Aromen. Wenn Sie diese kleine Riechübung öfters einmal in Ihre Kochroutine integrieren, trainieren Sie gleichzeitig Ihren Geruchssinn und entschleunigen.

Zutaten für 1 Glas (à 1 Liter):

75 g schwarzer Reis • Salz • 100 g grüne Bohnen • 100 g Putenbrust
1 El Bratöl • Pfeffer • ¼ Tl Currypulver • ½ kleine Mango
½ Stange Staudensellerie • 1 Stängel Thai-Basilikum • 75 g Schmand
Saft von ½ Orange • 1 Prise Chilipulver

Zubereitungszeit: 40 Min. (plus 40 Min. Garzeit und 30 Min. Zeit zum Abkühlen)

1. Den Reis in ein Sieb geben und abspülen. Dann in 1 l leicht gesalzenes, kochendes Wasser geben und bei milder Hitze ca. 40 Minuten gar kochen. In ein Sieb abgießen und abtropfen lassen.
2. Die Bohnen waschen, putzen und in kochendem, leicht gesalzenem Wasser ca. 7 Minuten gar kochen. Abgießen, abschrecken und abtropfen lassen.
3. Die Putenbrust in dünne, mundgerechte Stücke schneiden. Das Bratöl in einer Grillpfanne erhitzen. Die Putenbrust salzen und scharf von beiden Seiten gar

braten. Dann erst pfeffern und dünn mit Currypulver bestäuben. Vom Herd nehmen und abkühlen lassen.

4. Die Mango schälen, das Fruchtfleisch vom Stein schneiden und würfeln. Staudensellerie waschen, trocknen, putzen und in feine Scheiben schneiden. Thai-Basilikum waschen, trocken schleudern und die Blättchen in Streifen schneiden.
5. Schmand mit Orangensaft und Chilipulver verrühren. Mit Salz und etwas Currypulver pikant abschmecken.
6. Zuerst die Schmandmischung in die Gläser geben, darauf die grünen Bohnen, die Mango-Würfel und den schwarzen Reis. Darüber die Putenbruststreifen, schließlich den Staudensellerie und das Thai-Basilikum. Vor dem Essen kräftig schütteln oder vorsichtig unterheben.

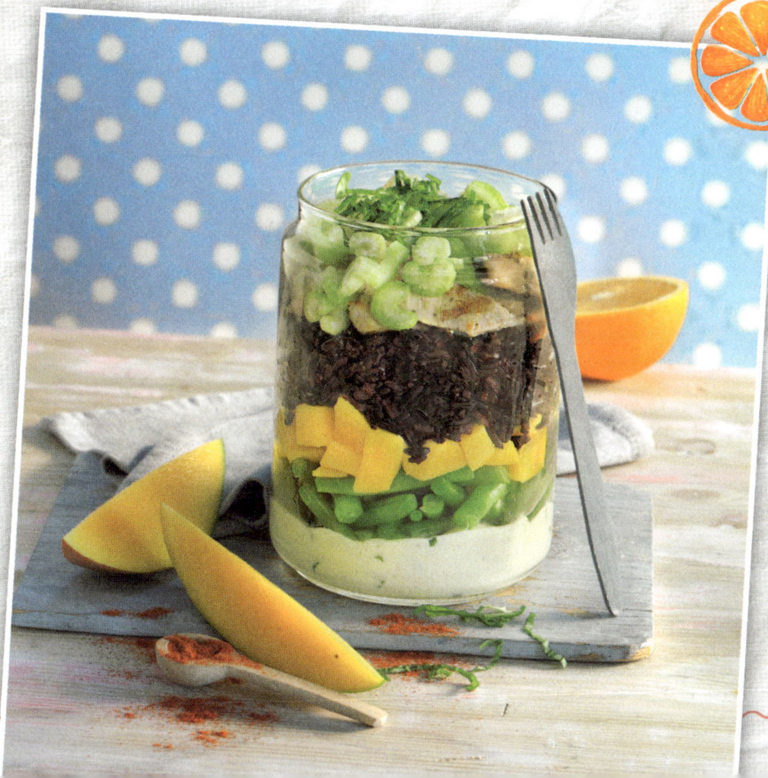

Mehr sehen

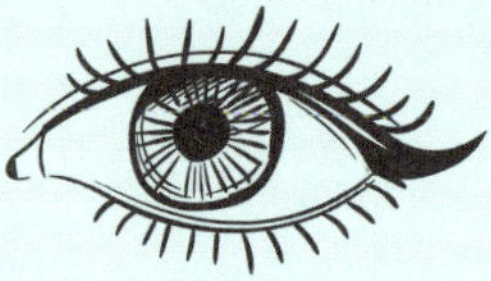

Zu den unbestritten guten Eigenschaften des intelligenten Menschen gehört seine Fähigkeit, die Perspektive zu wechseln und sich in andere hineinzuversetzen. Dies zu tun, wirkt besonders in Konfliktsituationen Wunder. Wenn Ihnen jemand anscheinend mit Ignoranz oder Sturheit im Wege steht, können Sie es gut ausprobieren. Versuchen Sie, sich vorzustellen, wie es in Ihrem Kollegen aussieht, was ihn zu seinem Verhalten bewegt. Stellen Sie sich gleichzeitig vor, wie Ihr Verhalten umgekehrt auf ihn wirkt.

Womöglich ändert sich dadurch etwas an Ihrer Wahrnehmung. Womöglich sehen Sie, was den Kollegen oder die Kollegin bewegt, lernen einen Arbeitsvorgang von einer anderen Seite kennen. Vielleicht verstehen Sie, warum etwas, was Ihnen leicht erscheint, für jemand anderen problematisch sein kann. Entwickeln Sie Ihr Verständnis für andere Vorgehensweisen. Vollziehen Sie Bedenken anderer nach, anstatt sie direkt abzutun oder zu bekämpfen.

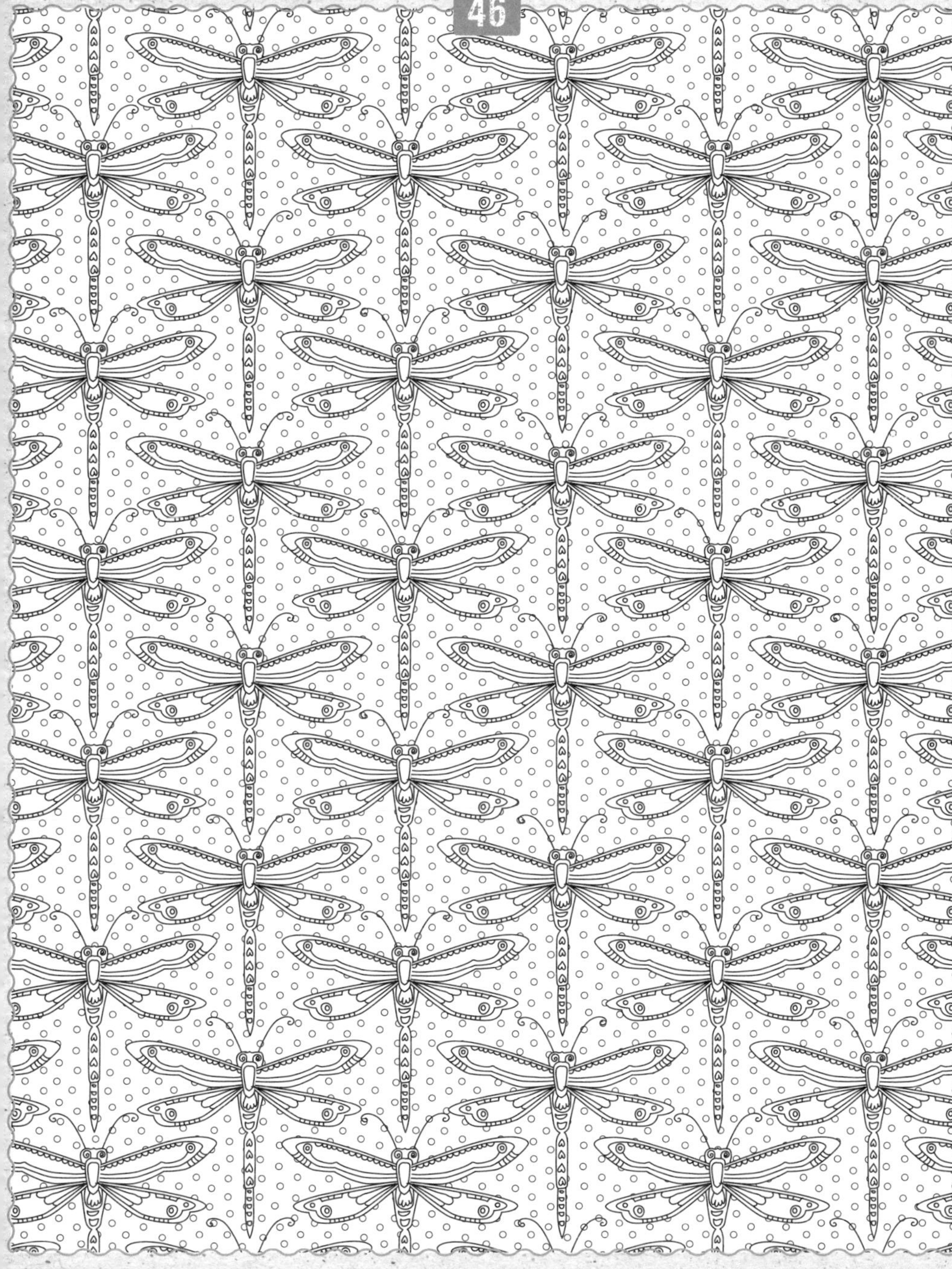

47

Wie geht's, Kollege?

Das Büro ist ein Ort, an dem sehr viel Small Talk betrieben wird – und das ist auch gut so. Denn wir können nicht jedes Mal, wenn wir auf die Kollegen treffen, unser Herz öffnen, und genauso wenig wollen wir nach kurzem Gruß übergangslos mit der Arbeit beginnen. Small Talk ist ein wichtiges Werkzeug, um miteinander in Kontakt zu sein, ohne zu viel Persönliches zu investieren oder dem Gegenüber zu viel Nähe zuzumuten.

Dennoch ist es hier und da auch mal angebracht, sich wirklich für den zu interessieren, der einem Tag für Tag gegenübersitzt oder im Flur begegnet. Fragen Sie bei Gelegenheit doch mal, wie es geht da drüben am Schreibtisch. Natürlich nur, wenn der andere Zeit hat für eine Antwort. Und vor allem nur dann, wenn Sie sich auch für die Antwort interessieren ...

48

Zuhören und verstehen

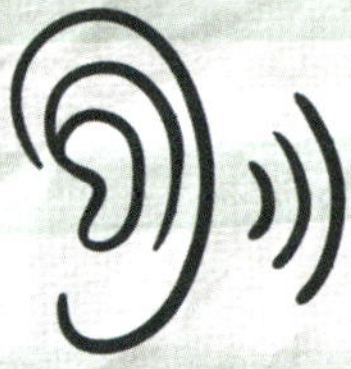

Beobachten Sie sich einmal im Gespräch mit Kollegen: Wie hören Sie zu? Formulieren Sie schon in Gedanken die Antwort? Wissen Sie es meistens im Voraus besser? Haben Sie sofort einen Einwand oder einen Vorschlag? Machen Sie sich schon beim Zuhören Sorgen, man könnte Sie missverstanden haben?

Wenn wir ehrlich sind, dann hören wir meistens zu, um möglichst schnell zu parieren, oder? Wie wäre es, wenn Sie einmal nur mit aller Kraft und Konzentration zuhören? Schenken Sie Ihrem Gegenüber Ihre ganze Aufmerksamkeit und nehmen Sie ihn vollkommen ernst. Lassen Sie einen Gedanken ohne Kommentar sacken, ohne Widerspruch, ohne Bedenken. Öffnen Sie einfach mal Ohren und Herz und versuchen Sie wirklich zu verstehen, woran dem anderen gelegen ist. Denn nichts anderes wünschen wir uns für uns selbst ja auch.

49

In der Kantine

Erschlagen sitzt man nach dem Essen wieder am Arbeitsplatz. Trotzdem knurrt der Magen bald wieder – viel schneller als erwartet. Man ertappt sich am Süßigkeitenautomaten und zum x-ten Mal an der Kaffeemaschine. Ob eine Zigarette hilft gegen die Leere in Magen und Kopf? Auf der Suche nach Ablenkung, Beruhigung oder Trost ist uns jedes Mittel recht, an das wir im Laufe eines Arbeitstages rankommen.

Wie wäre denn mal ein ganz anderer Ansatz? Setzen Sie Ihre Konsumzeiten gedanklich schon im Voraus fest. Wenn die Essenszeit naht, stellen Sie sich darauf ein, aber nicht nur indem Sie sich ungeduldig in der Schlange einreihen. Machen Sie sich Anfang und Ende Ihrer Pause bewusst. Essen Sie langsam, gerne auch mal schweigend. Auf Kaffee oder Zigaretten nach dem Essen werden Sie vielleicht trotzdem nicht verzichten wollen, denn sie sind nicht nur Laster, sondern auch schöne Gewohnheiten. Aber auch hier gilt: Bewusst daran freuen und von Zeit zu Zeit mal weglassen.

50

„DER GRÖSSTE FEIND der Qualität IST DIE EILE."

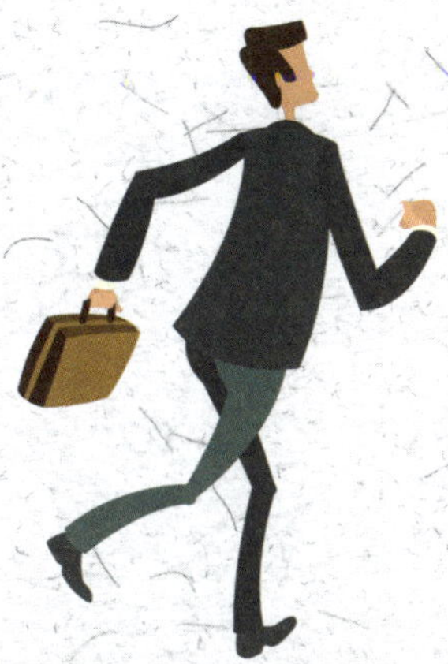

Henry Ford,
US-amerikanischer Automobilhersteller,
(1863-1947)

IN GRUND UND BODEN LOBEN

„Gegen Angriffe kann man sich wehren, gegen Lob ist man machtlos", sagte Sigmund Freud. Sein Ausspruch ist ein schönes Motto. Nicht nur bei der Arbeit, sondern auch im privaten Bereich. Ertappen Sie sich nicht auch oft genug beim innerlichen Nörgeln und Zetern über Kollegen oder Freunde? Und das deutlich öfter, als dass Sie den positiven Gedanken über Ihre Zeitgenossen freien Lauf lassen?

Kritik wirklich loszuwerden, ist häufig schwierig. Denn die meisten Menschen haben so Ihre Methoden, Kritik umzudeuten oder abzuwehren. Wieviel schöner ist es da, seinen guten Gedanken genauso viel Platz einzuräumen wie den missmutigen.

Loben und preisen Sie mal, was das Zeug hält: Zählen Sie Ihren Kollegen auf, was sie gut können. Bedanken Sie sich ausdrücklich für alles, was Dank verdient. Geben Sie Ihrem Chef beim Mitarbeitergespräch positive Rückmeldung. Danken Sie den Nachbarn zwischendurch einmal dafür, dass sie so angenehm leise sind. Oder Ihren Kindern (oder Eltern), wenn sie gute Tage haben. Verschwenden Sie positive Energie. Schleudern Sie sie ohne Rücksicht auf Verluste durch die Gegend. Das tut nicht nur gut, sondern die gute Energie wird bestimmt auch früher als erwartet zu Ihnen zurückkehren.

Goldkonfetti

Wenn dich dein Leben mal nervt, streu Glitzer drauf! Oder Konfetti.
Geht zu Hause, im Büro, am Spint, im Aufenthaltsraum, ...

Größe: pro Konfetti ø 5 cm

MATERIAL

» leere Schokokussverpackung

Werkzeug

» Kreisstanzer, ø 5 cm

» schmales, doppelseitiges Klebeband

Anleitung:

Die Verpackung, falls nötig, von Schokoresten säubern und mit dem Stanzer Kreise ausstanzen. Mithilfe von doppelseitigem Klebeband nach Belieben auf Wand, Tür oder andere Flächen wie z. B. Regal- oder Schrankseiten aufkleben und schon rieselt es Konfetti!

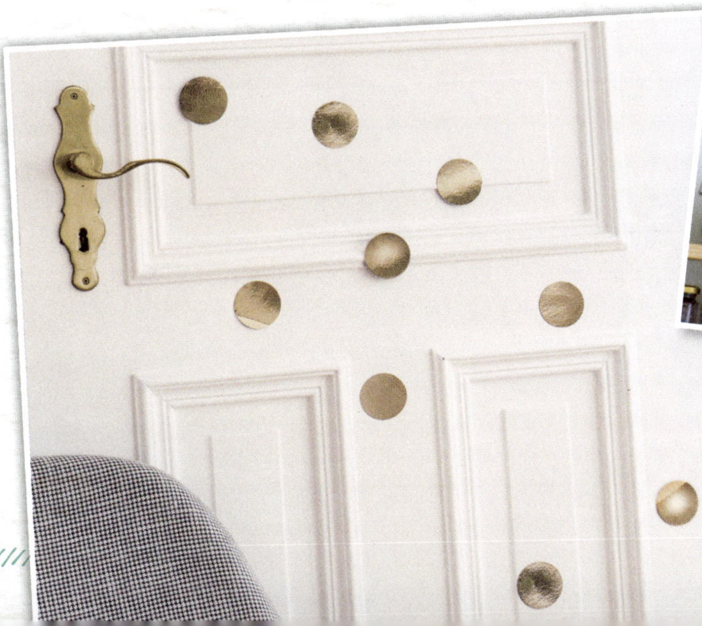

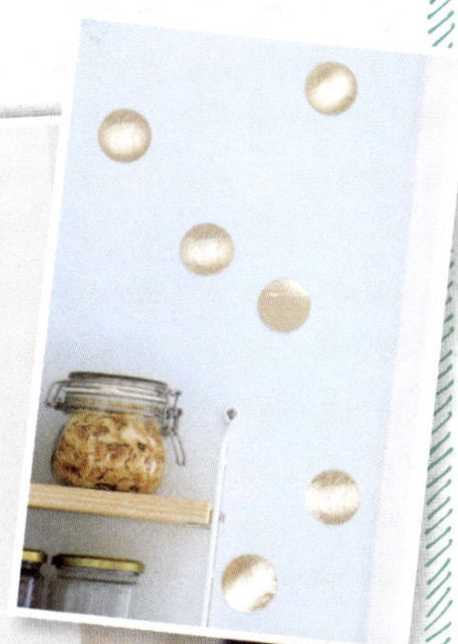

In letzter Minute

Kennen Sie die Hektik der letzten Minuten und wie sie vor einem wichtigen Termin oder einer Konferenz unaufhaltsam zerrinnen? Plötzlich fällt Ihnen noch genau das ein, was Ihrer Präsentation fehlt. Oder ein vermeintlich wichtiger Anrufer bringt Sie aus dem Konzept. Weil das winzige Zeitfensterchen, innerhalb dessen man noch so viel schaffen will, einfach zu klein ist, drängeln sich die Gedanken im scheinbar immer enger werdenden Hirn, schieben sich übereinander, kommen einander in die Quere und kämpfen um den besten Platz im Kopf. Bis schließlich nichts mehr da ist als Nebel, der entnervte Griff an die Schläfen und ein durchdringender Schrei!

Nun, ganz so schlimm muss es nicht kommen. Machen Sie sich gerade in solchen Momenten klar, dass es eben nicht die letzte Minute ist, die am Ende zählt, sondern die Stunden der Vorbereitung, die ihr vorausgingen. Nutzen Sie die letzte Minute daher lieber für einige bewusste Atemzüge, ein inneres Schulterklopfen und etwas Zuspruch an sich selbst: Es ist gut genug!

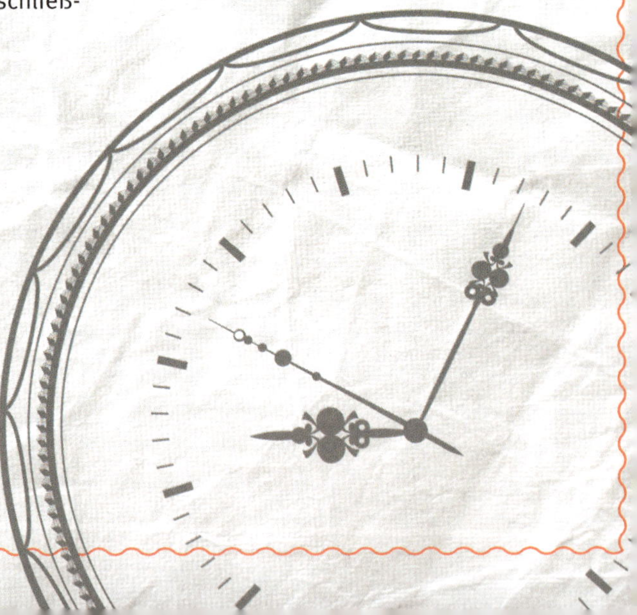

Keine Zeit für Eile!

Unser Sprichwort „Eile mit Weile“ kennt man in Russland leicht abgewandelt als: „Gehe langsam und du kommst weiter.“ Wie wahr.

Stress führt dazu, dass wir Informationen nicht mehr systematisch aufnehmen. Es strömt zu viel auf uns ein oder wir wollen zu viel gleichzeitig erledigen. Das führt dazu, dass sich verschiedene Pläne, die wir abarbeiten wollen, überkreuzen und ein systematisches Vorgehen nicht mehr möglich ist. Gleichzeitig werden neu eintreffende Informationen ebenfalls nicht mehr systematisch bearbeitet.

In der Praxis bedeutet das: Wir übersehen Dinge oder gewichten sie falsch. Wir machen Fehler, mit deren Korrektur wir viel mehr beschäftigt sind, als uns eine Verzögerung geschadet hätte. Darum beherzigen Sie besser den guten alten Spruch und nehmen ab und zu ein wenig Tempo raus. Gerade bei wichtigen, eiligen Projekten.

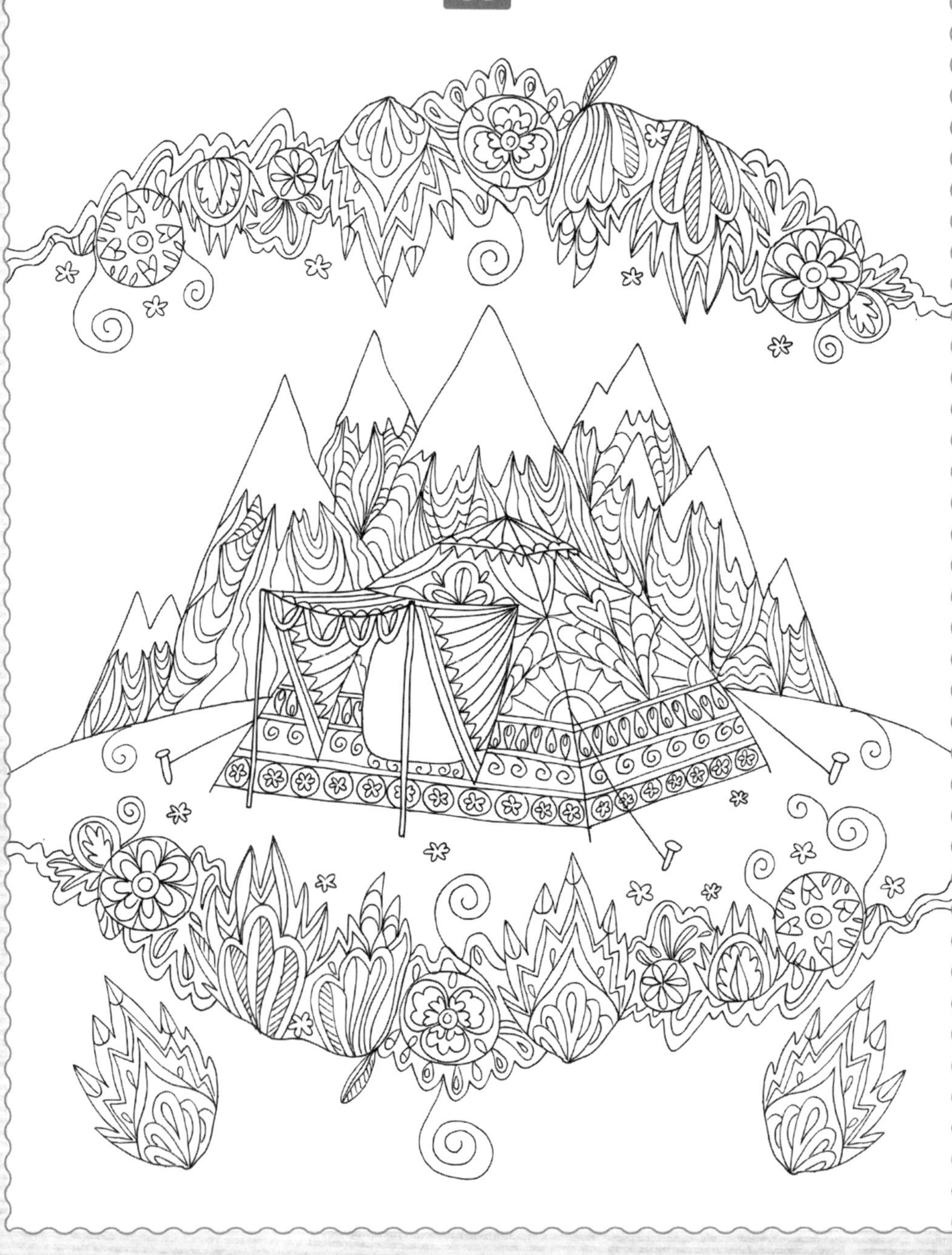

56

Eine Frage der Perspektive

Die einen finden ein Wochenende am gelungensten, wenn sie im Anschluss an eine lange Wanderung noch kurz bei einem Umzug helfen, um den Abend dann mit einem mehrgängigen Menü im Freundeskreis zu beschließen. Selbst gekocht versteht sich, mitsamt eigenhändig gehäuteten und eingelegten Paprika als Vorspeise.

Die anderen fühlen sich besser, wenn sie den Schlafanzug nur kurz zum Duschen ablegen und am frühen Sonntagnachmittag gleich wieder anziehen. Das hat mit Lebens- und Gefühlslagen zu tun, aber auch schlicht mit den Kräften, die uns in unterschiedlichem Maße zur Verfügung stehen.

Es gibt keine Regel für ein gelungenes Leben. Jeder darf selbst definieren, was ihn glücklich macht. Wichtig ist nur, sich bei der Überlegung, was man möchte, freizumachen von Erwartungen von außen. Wer möchte schon den Sinn seines Lebens darin sehen, blind einen Plan zu verfolgen oder andere zu beeindrucken? Fühlen Sie sich darum ganz frei, auch mal nein zu sagen zu Unternehmungen. Oder eben dem inneren Schweinehund eine Absage zu erteilen und sich zu sagen: Jetzt aber mal hoch vom Sofa!

57

„Das Schönste am Sonntag ist der Samstagabend."

KURT TUCHOLSKY,
DEUTSCHER JOURNALIST
UND SCHRIFTSTELLER
(1890–1935)

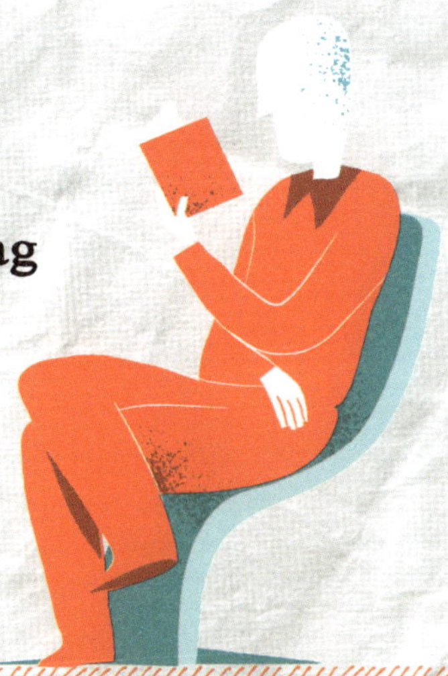

58

Gleich fertig!

Stress entsteht vor allem dann, wenn wir dem Trugschluss erliegen, wir könnten eine Sache komplett bis zum Ende bringen, einem Problem ganz auf den Grund gehen, die Erledigungsliste bis auf Null abarbeiten. Die perfekte Ordnung ist schon in Sicht. Ich muss nur noch eben das … und das … und das …

Das Problem dabei ist: Fertig wird man nie. Noch während wir von hier nach da eilen, ergeben sich neue Dinge, die zu tun sind. Wer versucht, am Sonntagabend schon einmal halbwegs Ordnung in die E-Mails zu bringen, wird erleben, dass er Montag früh die Antworten derer vorfindet, die ebenfalls vorarbeiten wollen. Und somit keinen Schritt Vorsprung hat.

Akzeptieren Sie doch lieber, dass man den endgültigen Ruhezustand nicht erreichen kann. Reiten Sie lieber auf der Welle, nehmen Sie die Bewegung mit und finden sich damit ab, dass immer noch etwas zu tun ist. Wäre ja auch schlimm, wenn nicht.

59

THANK GOD, IT'S FRIDAY!

Kommt Ihnen das vielleicht bekannt vor? Hochstimmung am Freitag schon beim Mittagessen. Die ausgelassene Freude darüber, dass die Arbeitswoche wieder vorbei ist. Da schmeckt das Schollenfilet gleich doppelt so gut. Fünf harte Tage sind überstanden, zwei freie Tage winken zum Ausgleich.

Dem voraus gehen oft noch kleinere Etappen. Die Erleichterung am Montagabend, dass der erste Tag der Woche geschafft ist. Oder das Bergfest, das am Mittwoch gefeiert wird, ob der Tatsache, dass die Hälfte des steinigen Weges zum Wochenende zurückgelegt ist.

Teils sind das schöne Rituale und ein netter Zeitvertreib. Aber bedenken sollte man dabei doch: Jeder Tag, der da vergeht und als „geschafft“ gefeiert wird, ist ein Tag Ihres Lebens! Geben Sie Ihre Lebenszeit nicht so leichtfertig weg. Sie könnten es bereuen, wenn sie Ihnen eines Tages knapp wird.

Früchte-Hafer-Cookies

Süß, fruchtig und trotzdem ein gesunder Snack: Diese leckeren Cookies kommen ganz ohne weißen Zucker aus und enthalten viele Ballaststoffe. So können sie ruhig öfter gegessen werden und die übliche Tafel Anti-Stress-Schokolade bleibt in der Schublade! Das Rezept lässt sich auch durch untergehobene Haselnüsse oder Cashewkerne ergänzen.

Zutaten für ca. 20 Stück:

2 Eier • 1 Prise Salz • 2 El Honig • 1 mittelgroße reife Banane
2 Msp. Weinstein-Backpulver • 1 Msp. Zimt • 25 g getrocknete Papaya
25 g getrocknete Ananas • 25 g Rosinen • 200 g Vollkorn-Haferflocken

Zubereitungszeit: 25 Minuten (plus 18 Minuten Backzeit)

1. Den Backofen auf 180 °C vorheizen. Ein Backblech mit Backpapier auslegen. Die Eier trennen. Eiweiß mit Salz steif schlagen und bis zur weiteren Verwendung kühl stellen. Eigelb mit Honig schaumig quirlen.
2. Die Banane zerdrücken und zur Eigelbmischung geben. Verquirlen, bis die Masse homogen ist. Dann das Backpulver und den Zimt hinzuquirlen.
3. Die Papaya- und Ananasstücke hacken. Mit den Rosinen und den Haferflocken mischen und dann unter die Eigelbmasse rühren. Den Eischnee in 2 Portionen unterheben.
4. Mit einem Esslöffel Teig abnehmen und jeweils mit Abstand auf das Backblech geben. Auf der mittleren Schiene ca. 18 Minuten backen. Auf einem Kuchengitter abkühlen lassen.

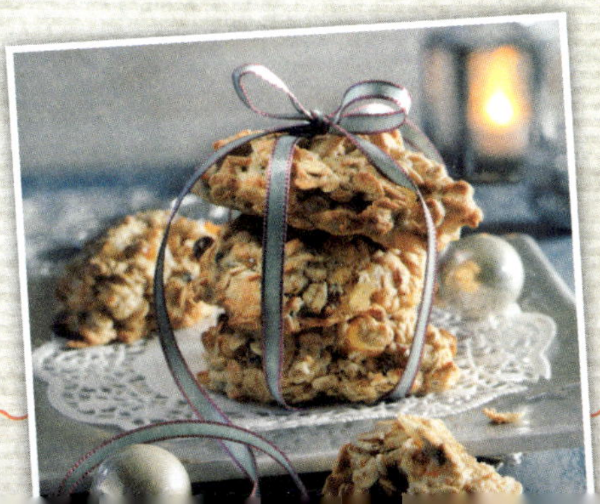

Dehnen und Weiten

Bei der Vorbeuge im Grätschstand (Prasarita Padottanasana) werden die Beine und die Wirbelsäule intensiv gedehnt. Die Übung wird auch als Vorbereitung auf verschiedene andere Yogapositionen im Stehen durchgeführt, sie erdet und weitet gleichermaßen, die Atmung wird tiefer, Entspannung tritt ein. Durch diese Übung werden unter anderem Beine, Hüften und Knie gekräftigt, die Atmung verbessert und negative Auswirkungen von langem Stehen oder Sitzen, wie Druck- und Schweregefühle im Bereich von Bauch und Becken, ausgeglichen. Bei regelmäßiger Ausführung kann sie sogar hilfreich gegen Bluthochdruck sein.

1. Stellen Sie sich aufrecht hin, die Füße stehen leicht geöffnet nebeneinander, die Arme hängen locker an der Seite herab. Spüren Sie der Verbindung Ihrer Fußsohlen zum Boden nach. Die Knie sind minimal gebeugt.

2. Nun machen Sie mit einem Bein einen großen Schritt zur Seite, sodass Sie in die Grätschstellung kommen. Die Füße stehen parallel.

3. Strecken Sie die Arme zu beiden Seiten aus, beugen Sie beim Ausatmen den Oberkörper gerade nach vorn und schieben Sie den Po nach hinten. Bewegen Sie sich nur aus der Hüfte heraus und versuchen Sie, den Rücken möglichst nicht zu krümmen.

4. Ganz leicht die Kniegelenke beugen, dann den Kopf und die Arme senkrecht herabhängen lassen, bis Sie die Hände flach auf den Boden legen können. Fortgeschrittene legen auch den Scheitel auf dem Boden ab. Die Ellbogen sind leicht gebeugt.

5. Die Haltung drei bis fünf tiefe Atemzüge lang beibehalten.

6. Zur Auflösung der Haltung zunächst die Knie beugen, dann die Hände auf den Oberschenkeln abstützen und den Rücken strecken. Langsam aufrichten.

7. Stellen Sie jetzt das zur Seite gestellte Bein aus Schritt 2 wieder neben das andere Bein und nehmen Sie die Ausgangsstellung ein. In dieser Position noch einen Moment den Bewegungen und der Übung nachspüren.

Wie wichtig ist mir Karriere?

Wenn man einsteigt ins Berufsleben, ist die Haltung gegenüber der Arbeit und der damit verbrachten Zeit meist eine andere als nach Jahren oder Jahrzehnten der Berufserfahrung. Die einen freuen sich über erreichte Erfolge und wollen immer mehr davon. Andere haben Dinge entdeckt, die ihnen wichtiger sind. Noch andere sind in der glücklichen Lage, im Beruf ihre Berufung entdeckt zu haben. Wie steht es bei Ihnen? Wie wichtig sind Ihnen Beruf und Karriere? Und warum?

....

....

....

....

....

....

....

....

....

....

63

Gedanken festhalten

Nicht immer geht es darum, Gedanken in aller Gelassenheit davonziehen zu lassen. Das liegt daran, dass nicht alle von ihnen unbrauchbar sind. Manche sind sogar so gut, dass man sie für später aufbewahren möchte. Unpraktischerweise sind Gedanken aber auch sehr flüchtig. Was gerade noch logisch erschien, macht beim Ausformulieren keinen Sinn mehr. Der geniale Einfall von letzter Woche hört sich heute ziemlich banal an.

Hier hilft ganz unbedingt ein Notizbuch. Darin können Sie unfertig und unzensiert aufschreiben, was Ihnen durch den Kopf geht und es bei passender Gelegenheit fertig denken. Außerdem werden Gedanken, indem Sie sie verschriftlichen, im gleichen Moment klarer und fassbarer. Auf diese Weise haben Sie in ruhigen Momenten immer eine interessante Lektüre zur Hand und zugleich die Gelegenheit, den Gedanken auszuspinnen. Benutzen Sie für solche Zwecke ruhig ein Papierbuch und nicht Ihr Smartphone, damit Sie nicht von neuen Nachrichten von Ihren guten Ideen abgelenkt werden.

64

Je mehr Vergnügen du an deiner Arbeit hast, umso besser wird sie bezahlt.

MARK TWAIN, SCHRIFTSTELLER
(1835–1910)

Den Nacken lockern

Einen verspannten Nacken kennen fast alle. Teils verhärten sich Muskeln von zu langem Sitzen vor verschiedenen Bildschirmen. Teils mag es auch damit zu tun haben, dass wir oft mehr schultern müssen, als wir tragen können. Auch das führt zur Verkrampfung.

Eine wirksame Übung dagegen ist das Brahma Mudra, eine einfache Yoga-Übung. Brahma ist übrigens der Gott, der mit seinen vier Köpfen in vier verschiedene Richtungen schauen kann.

Für diese Übung nehmen Sie im Lotossitz auf einem Kissen Platz. Eine imaginäre Schnur zieht Ihren Scheitelpunkt nach oben, die Schultern hängen entspannt herab, denn sie wollen größtmöglichen Abstand von den Ohren.

Nun drehen Sie den Kopf ganz langsam erst nach rechts und dann nach links. Dann nach oben, bis sie den Kopf vorsichtig in den Nacken legen und nach unten, bis das Kinn auf dem Brustbein liegt. Wichtig ist, die Übung so langsam wie nur möglich auszuführen. Wenn Sie der Ansicht sind, schon sehr langsam zu sein, nehmen Sie noch ein wenig Tempo raus. Bei sehr langsamer Bewegung kann man direkt spüren, wie sich kleinste verhärtete Muskeln nach und nach lösen.

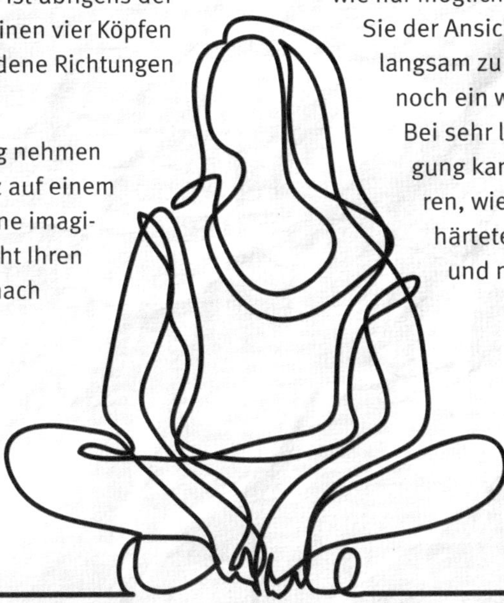

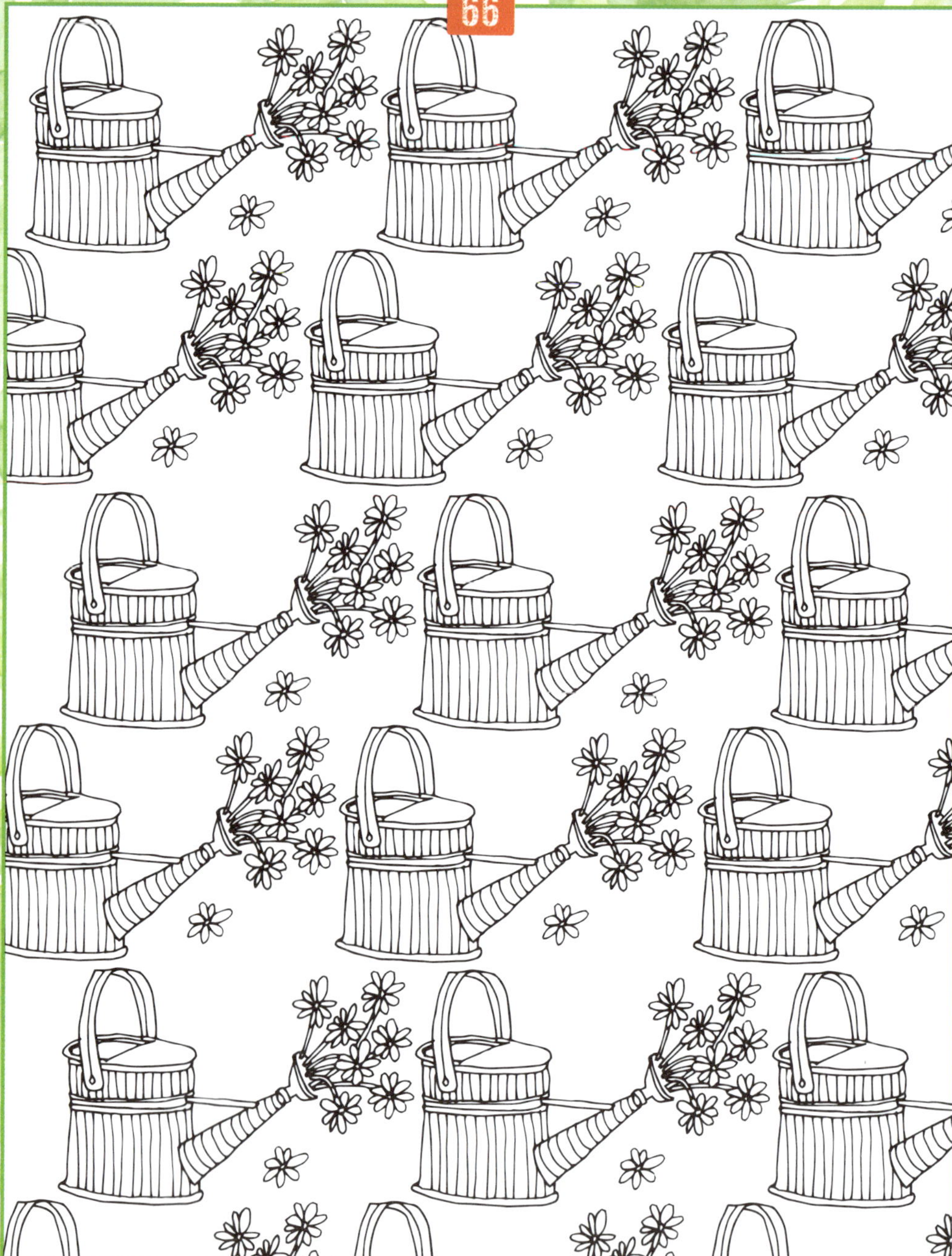

67

Sonntagabend

Wahrscheinlich ist der „Tatort" nicht zuletzt wegen seiner Sendezeit immer noch so ein beliebter Fernsehkrimi. Denn wenn das Wochenende zur Neige geht und der Wecker für den nächsten Morgen wieder in Betrieb genommen werden muss, dann ist es ein tröstlicher Gedanke, dass man damit nicht alleine ist. Zumindest sitzt man zeitgleich mit vielen Leidensgenossen vor dem Fernseher und genießt die letzten freien Stunden, während die armen Kommissare im Dunkeln tappen. Das erzeugt ein Gefühl der Gemeinschaft und auch der Erleichterung. Man ist nicht der einzige, der der dräuenden Arbeitswoche mit leichtem Bauchgrummeln entgegenblickt.

Yin und Yang, Sonne und Mond, Sonntag und Montag – das Leben hat seinen Reiz unter anderem in Gegensätzen. Nur wer sich ab und zu plagt, kann das Faulenzen richtig genießen, das ansonsten schnell langweilig würde. Daran kann man wohl nicht viel ändern. Worauf Sie achten können, ist, dass das Verhältnis sich nicht zu Ihren Ungunsten verschiebt. Lassen Sie sonntags die Kommissare ihre Arbeit tun und lehnen Sie sich selbst zurück. Denn noch ist Wochenende.

68

Das Allheilmittel

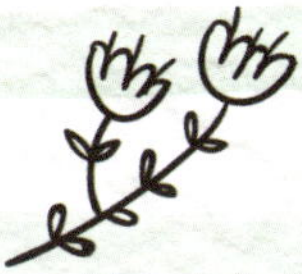

Schon probiert? Ein Lächeln wirkt eigentlich immer Wunder. Probieren Sie es zunächst zu Hause vorm Spiegel aus. Wie fühlt es sich an, sich kurz im Spiegel zuzulächeln? Sie werden bemerken, dass sich Ihre Züge sofort entspannen und ein Leuchten in den Augen erscheint. Ein kurzer Moment der Ruhe und Freude breitet sich in Ihnen aus.

Was zu Hause vorm Spiegel wirkt, können Sie auch am Arbeitsplatz ausprobieren. Einen Versuch ist es wert. Lächeln Sie sich mal durch die Flure. Lächeln Sie an der Kaffeemaschine und am Aufzug. Lächeln Sie Fremde und Bekannte an, ohne Grund und Absicht. Im Treppenhaus, auf der Straße, im Bus. Die Kollegen werden es Ihnen danken. Denn dem Urmenschen in uns vermittelt ein Lächeln: Ich bin ungefährlich. Und darüber freut sich eigentlich jeder.

69

Den Arbeitsplatz pflegen

Es müssen ja nicht der Gummibaum und ein Foto der Kinder sein, die das Büro schmücken. Manche brauchen auch keine aussagekräftigen Sprüche an der Wand oder inspirierende Kunst. Wichtig ist aber, dass man sich im Büro wohlfühlt. Dazu gehören auch ein staubfreier Schreibtisch, einigermaßen übersichtliche Regale und müllfreie Zonen hinter verschlossenen Türen.

Wenn das nicht der Fall ist und die Putzkolonne Sie öfter mal vergisst: Sorgen Sie selbst für Ihre Wohlfühlumgebung. Wenn das bedeutet, dass Sie einmal im Jahr eigenhändig die Fenster putzen müssen, dann entscheiden Sie danach, was Ihnen wichtiger ist: Sonne im Gesicht oder ausschließlich Ihrer Qualifikation angemessene Aufgaben.

70

Komm zurück und reg Dich ab!

Gerade wenn man bei der Arbeit unter Druck steht und sich überfordert fühlt, meldet sich häufig ein guter, alter Bekannter zu Wort: Es ist der Innere Nörgler, der Kumpel des Inneren Schweinehunds. Er geht der Reihe nach die Kollegen durch und weist darauf hin, was diese nicht gut machen, worin sie sich ungeschickt anstellen, wann sie faul waren und wann sie Fehler gemacht haben.

Seltsamerweise tritt er vor allem dann auf den Plan, wenn wir mit uns selbst unzufrieden sind. Es scheint, dass er lieber auf die anderen zeigt, anstatt mit sich selbst ein ernstes Wort zu reden und zu fragen: Woran liegt es denn, dass es dir nicht gut geht?

Wenn er sich also wieder mal auf den Weg macht, durch die Flure schleicht und Sie hier und da auf faule, unnütze, anmaßende, unfähige Kollegen aufmerksam machen will: Pfeifen Sie ihn zurück. Erklären Sie ihm, dass Sie seine Gedanken nicht ernst nehmen. Und wenden Sie sich der eigenen Person zu: Was war heute frustrierend? Was liegt mir auf der Seele? Was überfordert mich? Auf das Verhalten der anderen können wir nur sehr begrenzt Einfluss nehmen, auf unsere eigene Stimmung und Gedanken aber sehr wohl.

Priorisieren

Wenn die Wellen mal über dem Schreibtisch zusammenschlagen, ist ein altgedienter Ratschlag immer wieder hilfreich: eins nach dem anderen. Nur was zuerst? Was diese Frage betrifft, so lohnt es sich, kurz innezuhalten und Atem zu holen. Konzentrieren Sie sich eine Weile auf Ihre Atmung und legen Sie dann eine Reihenfolge fest. Gehen Sie kurz in sich und dabei Ihre Erledigungslisten durch: Was muss ganz eindeutig heute geschehen? Was ist die Voraussetzung für weitere Aktivitäten? Was möchte ich los sein, um auf einem anderen Gebiet freier denken zu können? Was ist dringend und was wichtig?

Ist die Entscheidung gefallen, tun Sie während der Arbeit nichts anderes, als sich dieser Tätigkeit zu widmen. Lassen Sie sich nur im Notfall unterbrechen und nicht von Gedanken an weitere Pflichten ablenken. Das klappt im Büro ganz gut, aber auch zum Beispiel im Laden – Kunden mit Fragen sind natürlich ein „Notfall" – oder bei der Hausarbeit, wenn Sie in kurzer Zeit viel und wirkungsvoll abarbeiten möchten. Und nach einer Unterbrechung hilft die priorisierte To-Do-Liste hervorragend bei der Antwort auf die Frage „Bei was war ich gerade?"

Fuchsblumentopf

Eine Kreatividee für die grünen Freunde bei der Arbeit oder zu Hause: Aus leeren PET-Flaschen werden mithilfe von Cutter und etwas Farbe ruck, zuck niedliche Übertöpfe.

Größe: je ca. 15 x 12 cm

MATERIAL FÜR ZWEI BLUMENTÖPFE

» 2 leere PET-Flaschen, 1,5 l
» Acrylfarbe in Weiß und Kupfer
» Acrylmarker in Schwarz und Weiß

WERKZEUG

» Folienstift
» Stupfpinsel
» Schere oder Cutter

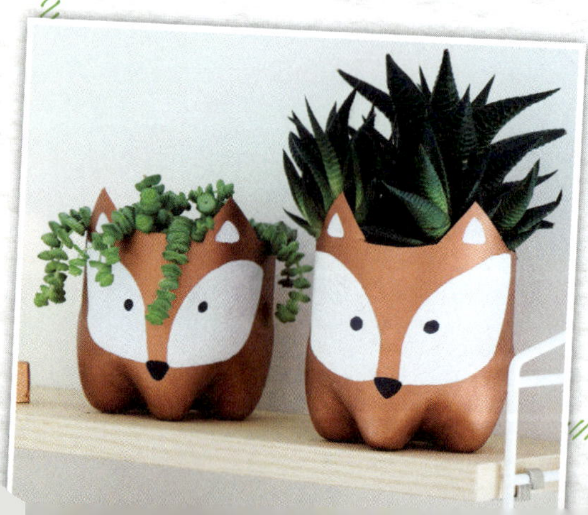

Anleitung:

1. Für die Blumentöpfe benötigen Sie nur den unteren Teil der PET-Flaschen. Zeichnen Sie zunächst mit dem Folienstift eine Linie auf einer Höhe von ca. 10 cm, anschließend zeichnen Sie links und rechts jeweils ein spitzes Ohr.
2. Nun die Flasche vorsichtig entlang der Linie abschneiden. Am einfachsten geht das mit dem Cutter. Arbeiten Sie hier besonders vorsichtig, damit die Flasche beim Schneiden nicht wegrutscht.
3. Weiter geht's mit der Farbe. Mit dem Stupfpinsel grundieren Sie nun die beiden Blumentöpfe mit weißer Acrylfarbe. Falls sie zunächst schlecht haftet, lassen Sie sie einfach trocknen und bringen Sie eine weitere Schicht auf – Sie werden merken, dass sie nun richtig „greift". Trocknen lassen.

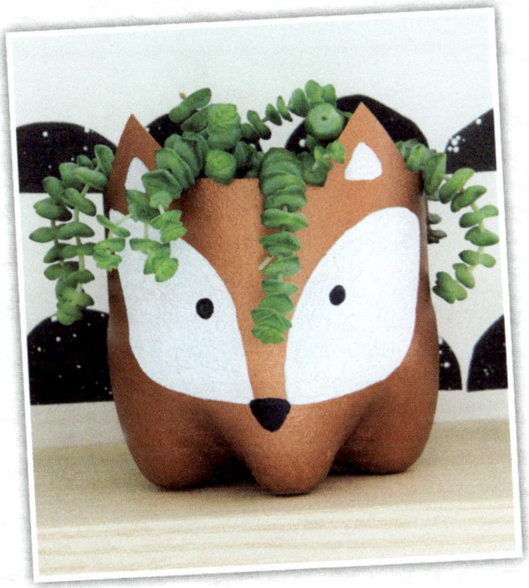

Tipp

Besonders gut passen in so einen Topf Grünpflanzen mit interessanten Formen wie etwa Sukkulenten. Das sieht dann fast so aus, als hätten die Füchse noch einen grünen Haarschopf bekommen. In vielen Baumärkten gibt es eine große Auswahl an Kakteen, Sukkulenten und Aloe-Pflanzen.

4. Jetzt zeichnen Sie mit einem Bleistift mit dünnen Linien das Gesicht vor. Orientieren Sie sich am Foto. Malen Sie zwei große, mandelförmige Felder für die Augen, eine dreieckige, abgerundete Nase zwischen den Augen und zwei kleine Dreiecke in den Ohren. Sollte das Gesicht beim ersten Versuch nicht gleich „sitzen“ entfernen Sie, was Ihnen nicht gefällt, mit einem weichen Radierer.
5. Jetzt werden die Bereiche um die Ohrdreiecke und die Augen mit kupferfarbener Acrylfarbe ausgemalt. Mit schwarzem Acrylmarker die Pupillen setzen und die Nase ausmalen. Die Ränder der weißen Felder ggf. mit dem weißen Acrylmarker nachziehen. Ist alles gut getrocknet, können Sie die Töpfe als Übertöpfe benutzen oder direkt mit Blumenerde und Pflanzen Ihrer Wahl füllen. In letzterem Fall am besten vor dem Befüllen noch ein paar kleine Löcher in den Boden des Fuchstopfes stechen und alles auf einen Untersetzer stellen, damit im Topf keine Staunässe entsteht.

Monotonie

Seltsamerweise scheint die Zeit oft äußerst schnell zu vergehen, wenn nichts Besonderes passiert. Jedenfalls im Rückblick. Beobachten Sie es einmal: Wenn sich relativ ereignislose Arbeitswochen aneinanderreihen, unterbrochen nur von Wochenenden, die der Wiederherstellung der Arbeitskraft dienen, dann scheint die Zeit geradezu zwischen den Fingern zu verrinnen. Und das, obwohl sich in so einer Phase einzelne Tage oft gerade wegen ihrer Eintönigkeit in die Länge zu ziehen scheinen. „Unglaublich, dass schon wieder mehrere Monate des neuen Jahres um sind!“, sagen wir dann beim Blick auf den Kalender und staunen.

Diesem gefühlten Davonrennen der Zeit können Sie entgegenwirken, indem Sie selbst kleine Höhepunkte in Ihr Berufs- und Alltagsleben einbauen. Nach der Arbeit Zeitung lesen im Café vermittelt ein Gefühl von Freiheit. Eine Runde im Schwimmbad wirkt Wunder, wenn Sie Ihre Laufschuhe nicht mehr sehen können. Ein außergewöhnliches Frühstück, ein Abstecher in den Park auf dem Weg ins Büro, ein spontaner Besuch bei einem alten Freund. Wenn es ganz schlimm kommt, nehmen Sie einfach mal einen Tag frei. Setzen Sie kleine oder auch größere Leuchtbojen im großen Meer der täglich gleichen Abläufe.

SOS-Fleckengel

Noch eine halbe Stunde bis zum wichtigen Termin und in der Hektik passiert es schnell: Plötzlich hat das sorgfältig ausgewählte Outfit einen Fleck! Da hilft jetzt nur drei Mal ruhig und tief durchatmen – und den Fleckengel zücken. Denn dieser SOS-Fleckengel mit milder Bleiche ist ein biologisches und kraftvolles Fleckenmittel. Soda und Wasser lassen den Fleck aufquellen, sodass er vom Gewebe gelöst werden kann. Seife wirkt dann in der Breite bei vielerlei Fleckenarten.

ZUTATEN

» 25 g Seife

» 250 ml warmes Wasser

» 12 g Waschsoda

» 250-ml-Flasche oder passende Dose mit Verschluss

Herstellung:

1. Die Seife klein raspeln und im warmen Wasser mit einem Schneebesen auflösen.
2. Das Waschsoda dazugeben und verrühren.
3. Über Nacht stehen und eindicken lassen. Die Konsistenz gegebenenfalls noch mit etwas Wasser verdünnen.
4. In eine etikettierte 250-ml-Flasche oder Dose mit Verschluss füllen.

Anwendung:

Auf den Fleck geben, sanft eintupfen und ca. 15 Minuten einwirken lassen. Mit Wasser ausspülen. Der Fleckengel eignet sich aufgrund der sanft bleichenden Eigenschaften von Waschsoda und der Seife als waschaktiver Substanz für vielerlei Flecken. Bei hartnäckigen Flecken die Reinigung wiederholen. Achtung: Soda ist für tierische Fasern aus Wolle oder Seide nicht geeignet.

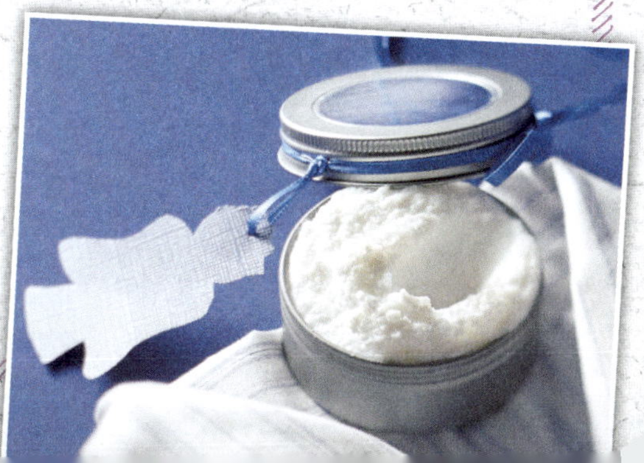

75

Ich bin nicht auf der Flucht …

Dieser Spruch scheint aus grauen Bürourzeiten zu stammen: Ich bin hier auf der Arbeit, nicht auf der Flucht. Aus Zeiten, als verbeamtete Sesselhocker es sich noch erlauben konnten, Kunden oder Antragsteller warten zu lassen, bis die Zeitung ausgelesen war. In den seltensten Fällen geht es auf der Arbeit – auf welcher auch immer – heute noch so zu. Der Spruch ist nicht nur nicht witzig, sondern auch längst nicht mehr zeitgemäß.

Ein bisschen von dieser Haltung können Sie sich aber ruhig abgucken. Flüchten Sie nicht: Weder vor sich und Ihren Bedürfnissen, noch vor den Anforderungen, die manchmal über das erträgliche Maß hinauswachsen. Halten Sie inne, atmen Sie durch, schauen Sie sich und der vermeintlichen Gefahr geradeaus ins Gesicht. Sagen Sie „ja" zu sich selbst und auch mal „nein" zu anderen. Weglaufen muss niemand.

76

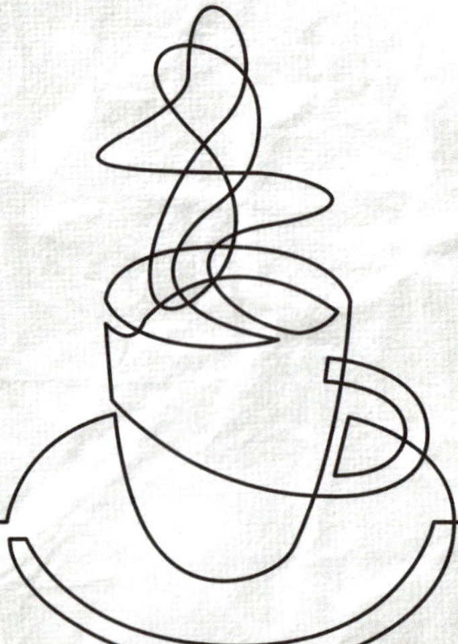

„Wer sich früh
Zeit lässt,
ist am Abend
am weitesten."

DEUTSCHES SPRICHWORT

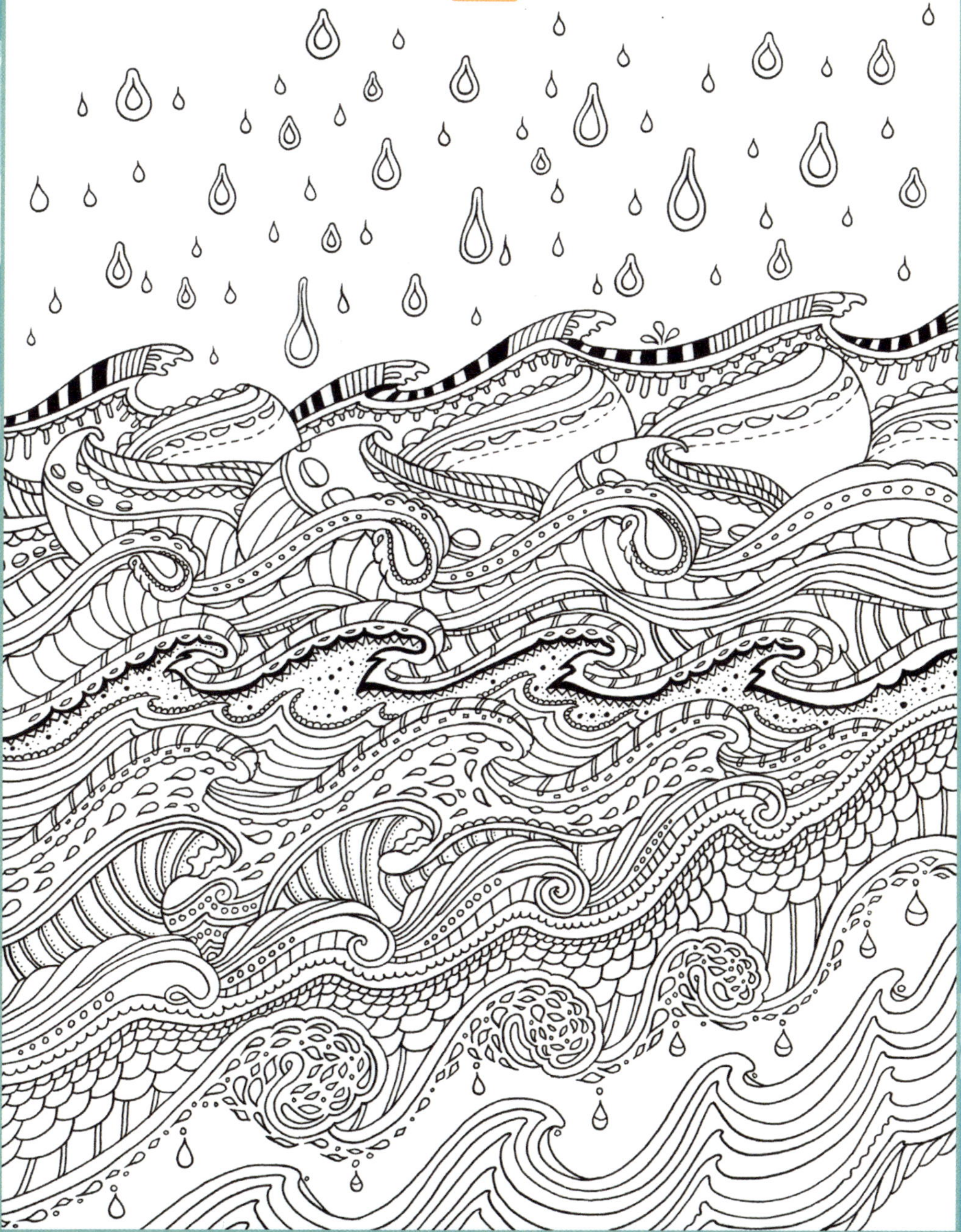

Pausenwecker

Selbst wenn man sich vornimmt gegenzusteuern, kommt es immer wieder vor, dass man gegen die Uhr oder ihr hinterher arbeitet. Am Ende des Arbeitstages hat mancher dann aller Eile zum Trotz doch den Kampf gegen die Zeit verloren. Grämen Sie sich darüber nicht zu sehr: Immerhin sind Sie mit Feuereifer bei der Arbeit.

Damit kleine Erholungseinheiten aber nicht zu kurz kommen, können Sie sich einen Pausenwecker stellen. Der kann Sie an alles Mögliche erinnern: ans Atmen, an einen Apfel mit Blick aus dem Fenster, vielleicht an einen Kopfstand bei verschlossener Tür. Raucher sind hier zwar leicht im Vorteil, weil ihr Bedürfnis sie automatisch in einem bestimmten Rhythmus daran erinnert, aber viel Entspannung und bessere Laune bringt ihnen das Päuschen selten. Daher: nicht darauf beschränken! Wer Gefahr läuft, sich im Dickicht der Erledigungen, Konferenzen und (elektronischen) Papierstapel zu verlieren, der sollte dafür sorgen, sich von Zeit zu Zeit bewusst rauszuziehen. Selbst eine kurze, aber bewusste Pause bringt Sie zu sich selbst zurück.

Delegieren

„Wenn man nicht alles selber macht!“ Kontrolle abzugeben, ist für den Menschen naturgemäß sehr schwer. Schließlich weiß man nur dann ganz sicher, dass alles zur vollsten eigenen Zufriedenheit erledigt wird, wenn man sich selbst darum kümmert. Denken manche zumindest. Doch lässt man dabei außer Acht, dass die eigenen Kapazitäten begrenzt sind und man durchaus viele Kräfte spart, wenn man sich helfen lässt.

Abgesehen davon ist das Vertrauen auf die Fähigkeiten anderer eine der wichtigsten Eigenschaften im Berufsleben überhaupt. Beobachten Sie sich einmal dabei, egal, ob Sie Führungsverantwortung haben oder nicht: Vertrauen Sie Ihren Kollegen und sind Sie bereit, ab und an eine Aufgabe komplett abzugeben oder sich helfen zu lassen? Bitten Sie auch einmal um Rat, wenn Sie nicht weiterwissen? Wenn nicht, wäre es einen Versuch wert.

Ausgleich schaffen

Singen, golfen, Ehrenamt – eigentlich ist es egal, wofür Sie sich entscheiden. Wichtig für die Work-Life-Balance ist in jedem Fall, dass Sie ein Gegengewicht zur Arbeit verspüren. Wer sich auf die Ballett- oder Reitstunde am Abend freut, der hat erstens bessere Laune und kann sich zweitens darauf verlassen, dass er rechtzeitig Feierabend machen wird. Manchmal sogar gegen Widerstände am Arbeitsplatz.

Vielleicht glaubt mancher, der ohnehin schon zu viel Zeit bei der Arbeit verbringt, dass noch mehr zeitliche Verpflichtungen für zusätzlichen Stress sorgen. Das ist wahrscheinlich nicht richtig. Es ist eher so, dass eine feste Verabredung mit sich selbst den Kontakt zur eigenen Person und den eigenen Bedürfnissen festigt und auf Dauer für eine Bereicherung sorgt.

Exklusive Zeit

Wenn Sie das Gefühl haben, dass Ihre Arbeitszeit und Ihre Freizeit in keiner guten Relation zueinander stehen oder wenn Sie Schwierigkeiten haben, Arbeit und Freizeit zu trennen, z. B. weil Sie zu Hause arbeiten, bietet es sich an, für beides exklusive Zeiten einzurichten.

» Stehen Sie eine Viertelstunde früher auf als der Rest der Familie. In dieser Zeit tun Sie nur, was Ihnen Spaß macht und wofür Sie ungestört sein möchten.

» Schützen Sie Ihre private Zeit wie etwas Kostbares. Vermitteln Sie Ihrem Arbeitgeber, dass Sie engagiert und loyal sind, dass Sie aber auch ungestörte Zeit mit der Familie oder mit Freunden brauchen. Das gilt für Feierabend und Wochenende, aber auch für den Urlaub.

» Wenn Sie hingegen arbeiten, dann widmen Sie sich mit vollem Herzen der Arbeit. Führen Sie keine privaten Telefonate, es sei denn, sie sind dringend. Surfen Sie nicht im Internet, planen Sie nicht den nächsten Urlaub. Tun Sie, was getan werden muss.

» Stellen Sie in Ihrer Freizeit auch den Geist möglichst auf Nicht-Empfang, was Gedanken an die Arbeit betrifft. Keine Anrufe anzunehmen ist eine Sache, mit vollem Herzen mit Familie oder Freunden zusammen zu sein, eine andere.

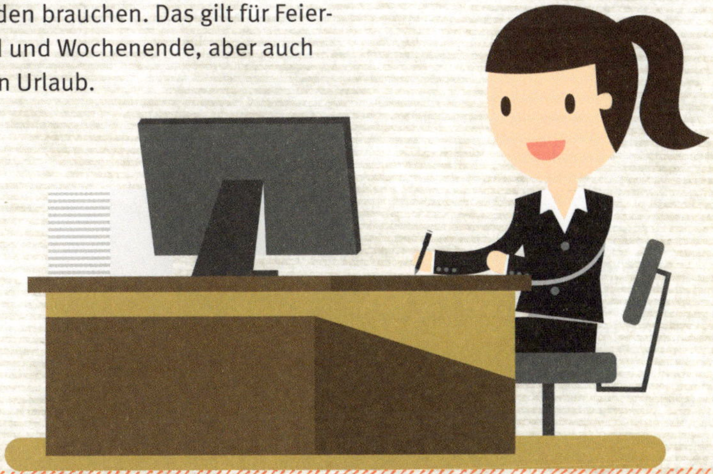

Pink-Starter-Smoothie

Verschlafen? Mit diesem Smoothie kommen Sie gut versorgt in den Tag – selbst wenn mal keine Zeit für ein entspanntes Frühstück zu Hause ist. Ob unterwegs oder auf der Arbeit, die Beeren geben einen Vitaminkick, die Haferflocken machen satt. So bewältigen Sie den Vormittag ohne grummelnden Magen und die allzu oft daraus resultierende Unausgeglichenheit.

Zutaten für 1 Portion (ca. 225 ml):

50 g Blaubeeren • 125 g Erdbeeren • 1 Zweig frische Minze
20 g Haferflocken • 75 ml Mandelmilch

Zubereitungszeit: 10 Min.

1. Zuerst die Beeren und die Minze gründlich waschen und abtropfen lassen. Die Minzeblätter von den Stielen zupfen und einige Blätter zum Garnieren beiseitelegen. Das Grün der Erdbeeren entfernen und eventuell große Beeren halbieren.
2. Anschließend alle Zutaten in einen Standmixer geben und fein pürieren. In ein Glas füllen und mit den restlichen Minzeblättern garnieren.

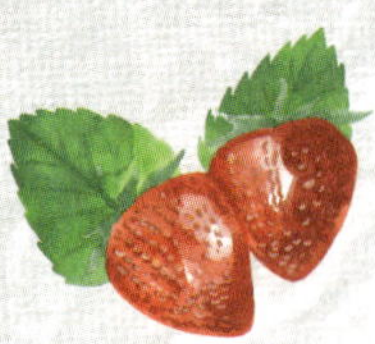

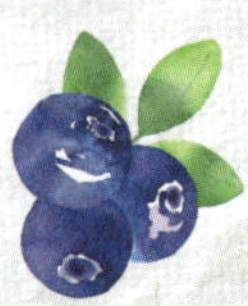

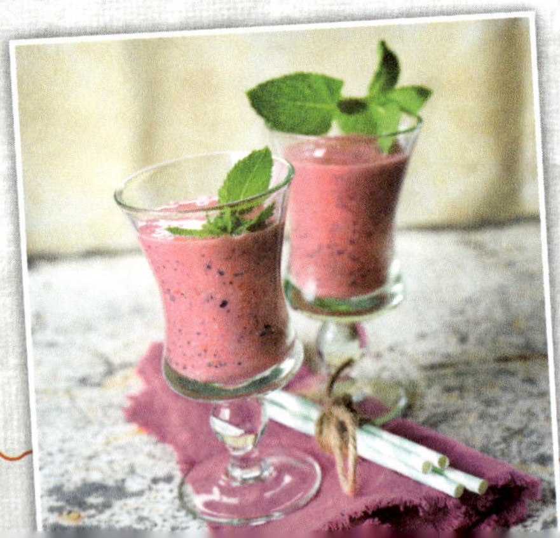

Innere Dialoge

Kennen Sie das? Wenn man im Clinch liegt mit einem Freund oder einem Kollegen, führt man den Dialog mit ihnen zunächst gerne nur im Kopf. Vielleicht scheut man die direkte Auseinandersetzung oder es fehlt an Zeit und Gelegenheit für ein gemeinsames Gespräch. Also spult es sich in der Vorstellung ab, wieder und wieder. Man legt sich die schönsten Argumente zurecht und findet immer noch bessere Beispiele zur Untermauerung der eigenen Ansichten. Bisweilen steigert man sich regelrecht in eine gewisse Streitlust.

Bevor sich solcherlei Gedanken in Ihrem Kopf verselbstständigen, halten Sie besser inne und nehmen einen Schritt Abstand zu der Angelegenheit. Man macht sich bei solchen inneren Zänkereien nämlich oft nicht mehr bewusst, dass das Gegenüber das Recht auf eine eigene Sicht der Dinge hat.

Bei einer realen Auseinandersetzung wird das relativ schnell klar. Oft nimmt einem schon die erste Entgegnung den Wind aus den Segeln. Vertun Sie deshalb nicht zu viel Zeit mit imaginären Auseinandersetzungen, sondern ringen Sie sich besser zu einem persönlichen Gespräch durch.

84

Verabredungen einhalten

Bei einem straffen Zeitplan kommen Verabredungen, besonders die privaten, gerne mal unter die Räder. Es gibt einfach Tage, an denen man von der Arbeit nach Hause eilt, um dort familiären oder Haushaltspflichten nachzukommen, und dazwischen bleibt kaum Zeit zum Atmen, geschweige denn zum bewussten Innehalten. Große Teile unseres Lebens sind bestimmt von Amtsgängen, Einkäufen und Arztterminen.

Wenn Sie Ihre Work-Life-Balance in Gefahr sehen, dann sollten Sie ganz besonders auf die Termine, die Ihre eigenen sind, achten. Sei es der regelmäßige Sport- und Wellness-Abend, regelmäßige Termine mit den Kindern (oder Eltern) oder Verabredungen mit Freunden. Tragen Sie solche Verabredungen ruhig in Ihren Bürokalender ein, am besten mit Erinnerung. So geraten Sie an einem sehr hektischen Arbeitstag weniger in Versuchung, sie in letzter Minute abzusagen oder gar zu vergessen.

85

„Man merkt nie, was schon getan wurde, man sieht immer nur, was noch zu tun bleibt."

MARIE CURIE,
PHYSIKERIN UND CHEMIKERIN
(1867–1934)

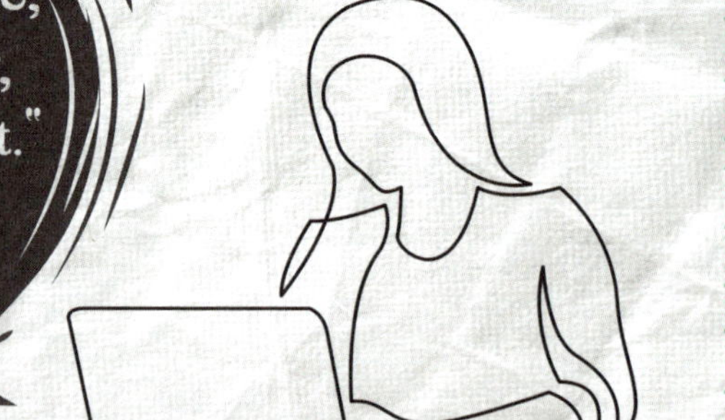

WENN ICH NOCHMAL WÄHLEN DÜRFTE ...

Im Beruf routiniert und etabliert – das kann Fluch und Segen sein. Es ist schön, wenn sich die Aufregung der ersten Jahre gelegt hat. Aber vielleicht fehlt inzwischen auch der Kick, den man damals empfand, als die Entscheidung fiel, es losging und man anfing, erste Erfahrungen zu sammeln. Würden Sie wieder so entscheiden oder denken Sie manchmal an einen ganz anderen Beruf? Was könnte eine Alternative sein zu dem, was Sie tun?

....

....

....

....

....

....

....

....

....

....

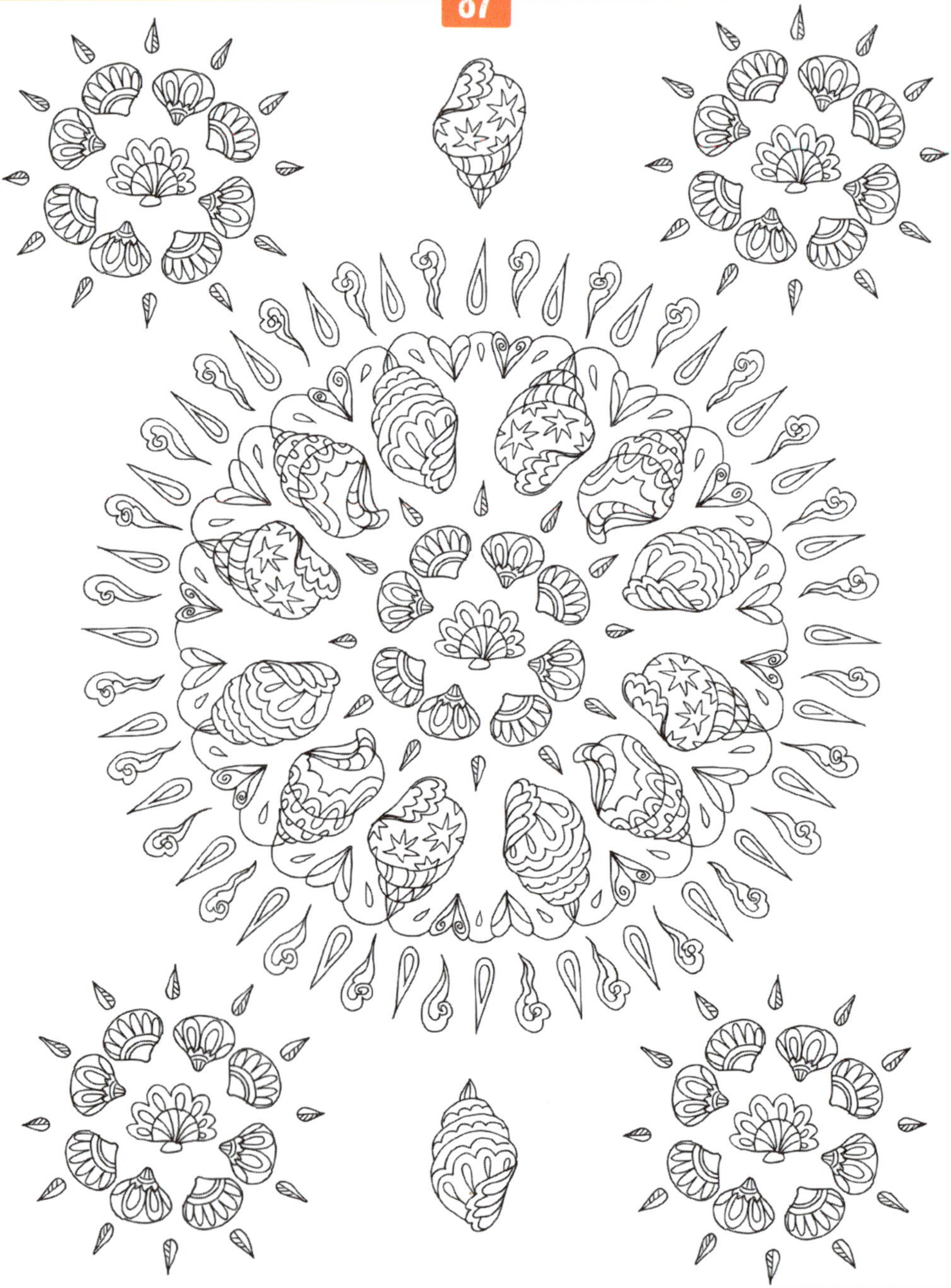

Der Krieger

Die Yogahaltung des Kriegers bzw. Helden (Virabhadrasana I), der im Ausfallschritt seine Hände zur Sonne streckt, vermittelt Kraft, Eleganz und Mut. Gleichzeitig wird Standfestigkeit demonstriert – so als ob die Füße im Boden verwurzelt seien. So können Sie allen Widrigkeiten des Alltags begegnen!

In der Kriegerhaltung wird die bei den meisten Menschen verkürzte Hüftbeugemuskulatur gedehnt und damit einer Hohlkreuzhaltung vorgebeugt. Die Lendenwirbelsäule wird gestreckt und die Brustwirbelsäule aufgerichtet, was sich auch auf das Atemvolumen auswirkt.

1. Stellen Sie sich mit weit geöffneten Beinen in einen aufrechten Stand. Die Beine sind gestreckt.
2. Heben Sie nun beim Einatmen die Arme über den Kopf, strecken Sie sie weit nach oben und legen Sie die Handflächen aneinander.
3. Drehen Sie nun den linken Fuß nach innen und den rechten Fuß nach außen. Drehen Sie das rechte Bein und den Rumpf aus der Hüfte heraus nach rechts. Beugen Sie nun das rechte Bein und schieben Sie die Hüfte nach unten.
4. Verharren Sie einige Atemzüge lang und strecken Sie dann beim Einatmen das rechte Bein. Anschließend drehen Sie sich wieder nach vorn, senken die Arme und atmen dabei ruhig aus.
5. Führen Sie die Übung zur anderen Seite aus.

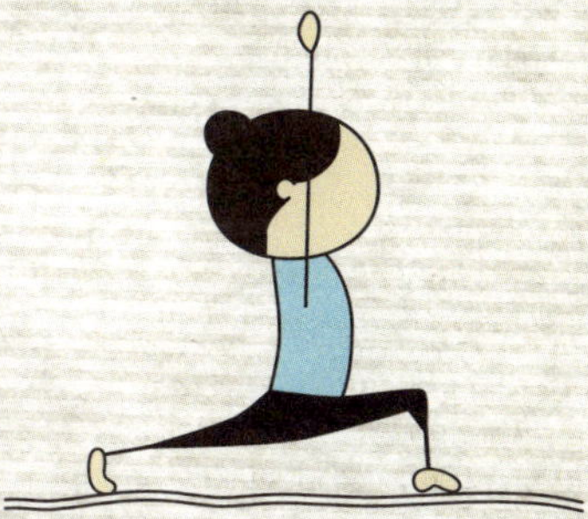

Tipp

Stellen Sie sich vor, dass Sie sich mit den Fingerspitzen zur Decke ziehen wollen, während Sie gleichzeitig an der Hüfte nach unten gezogen werden.

Gespräche über Arbeit

Gespräche über die Arbeit sind insbesondere beliebt, wenn man Privates lieber nicht ansprechen möchte, wenn man jemand Neues kennenlernt („Und was machst du so beruflich?“) oder wenn die Beteiligten das Bedürfnis haben, einander zu beweisen, wie erfolgreich und wichtig sie sind.

Meistens merkt man erst hinterher, dass solche Gespräche zum größten Teil anstrengend waren. Unmerklich geraten wir dabei in den Arbeitsmodus, erinnern uns an Unerledigtes, verbrauchen unsere Kräfte durch unnötige Vergleiche. Das bedeutet nicht, dass Gespräche über die Arbeit grundsätzlich zu meiden sind. Denn die Arbeit gehört zum Leben und der Austausch darüber auch. Neue Ideen und Chancen ergeben sich meistens aus Gesprächen mit anderen.

Prüfen Sie dennoch einfach ab und an mal nach, ob Ihnen Gespräche über die Arbeit gut tun. Ob Sie nicht lieber über etwas Kurzweiligeres reden möchten. Ob Sie in Gefahr geraten, sich zu messen und zu vergleichen. Dann sollten Sie Ihre Kräfte nämlich lieber für die nächste Konferenz sparen.

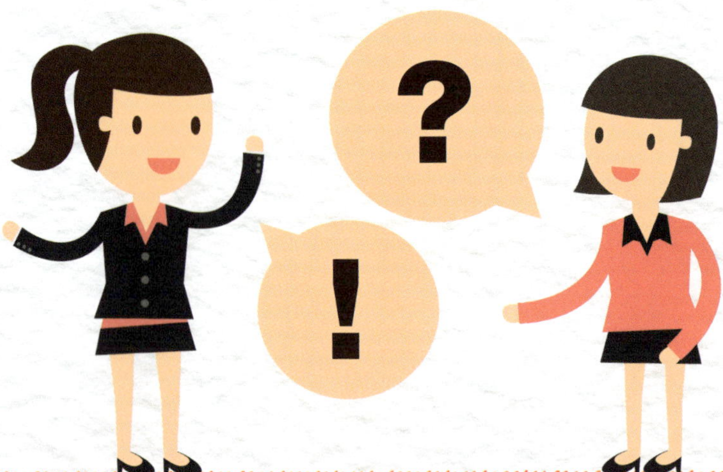

Gut genug

Gelegenheiten, sich zu optimieren und an den eigenen Fähigkeiten zu feilen, gibt es unbegrenzt viele. Sie begegnen uns jeden Tag. Aufmerksamer Umgang mit Familie und Freunden, schlichte Eleganz im Kleidungsstil, vollwertige, bewusste Ernährung, professioneller Umgang mit den Haken und Ösen im Beruf, sinnvolle Beschäftigung am Feierabend. Man erlegt sich viel auf im Streben nach einem erfüllten Leben. Und gerade im Beruf ist man öfter als sonst mit den eigenen Grenzen konfrontiert und der Frage, ob diese zu eng sind.

Es mag sein, dass genau dieser Anspruch dazu führt, dass man das Gefühl hat, nicht mehr zur Ruhe zu kommen. Dass nicht mehr nur die Arbeit Kräfte abverlangt, sondern auch die Zeit danach. Dabei ist das gar nicht nötig. Wir sind nämlich schon völlig in Ordnung, so wie wir sind. Wir sind gut genug, auch ohne Coaching, ohne Führungsseminare, ohne Weiterbildungen, wenn diese uns mehr Kraft rauben, als sie uns Fortschritt und Freude bringen.

Lipgloss „Raspberry Swirl“

Fruchtig und mit zartem Schimmer – mit diesem selbst gemachten Lipgloss zaubern Sie einen sanften Farbton auf Ihre Lippen. Das Selbermachen dieser Lippenpflege macht nicht nur Spaß, sondern ist durch die verschiedenen Zutaten, die von fest zu flüssig und schaumig und zurück wechseln, auch eine kleine Achtsamkeitsübung. Beobachten Sie ganz genau, erschnuppern Sie den fruchtigen Duft. Wenn Sie mögen, experimentieren Sie auch ein bisschen und probieren Sie andere Früchte wie Erdbeeren oder Kirschen aus – je dunkler die Frucht, desto intensiver die Farbe des Lipgloss. Verwenden Sie frische Früchte aus dem Garten oder lassen Sie sich vom saisonalen Angebot im Supermarkt inspirieren. Für übrig gebliebene Früchte finden Sie bestimmt eine leckere Verwendung.

ZUTATEN

» ca. 10 Himbeeren

» 10 g Beerenwachs

» 20 g Mangobutter

» 5 ml Pflanzenöl, z. B. Sojaöl

» ¼ Tl Maisstärke

» kleines, feuerfestes Gefäß (z. B. Becherglas)

» Hand-Milchaufschäumer

» desinfizierter (z. B. durch Abkochen) kleiner Tiegel mit Deckel oder Lippenstifthülse (siehe Tipp)

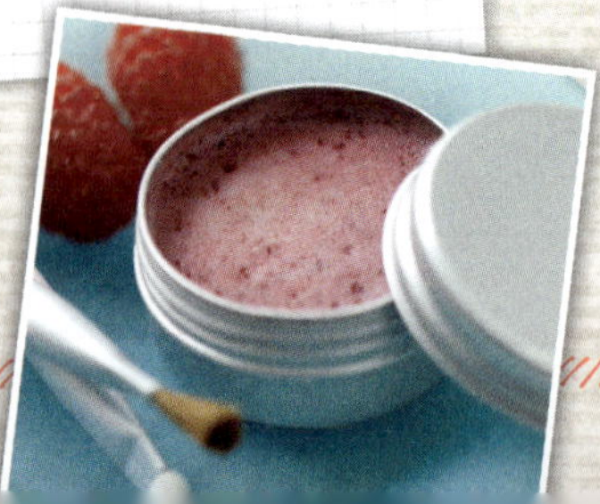

Herstellung;

1. Die Himbeeren mit einer Gabel zerdrücken. Wenn sie nicht saftig genug sind, eventuell etwas süßen.
2. Das Beerenwachs in dem feuerfesten Gefäß bei mittlerer Temperatur schmelzen. Die Mangobutter zufügen und ebenfalls schmelzen. Vom Herd nehmen und das Sojaöl einrühren.
3. Die Himbeeren mit dem Milchaufschäumer rühren, bis die Masse cremig ist. Ca. 2 Tl Himbeermus in die Mischung mit den Fetten und Ölen geben. Mit der Maisstärke abbinden und mit dem Milchaufschäumer rühren, bis eine rosafarbene, homogene Masse entstanden ist.

4. In den Tiegel oder eine Lippenstifthülse füllen und im Kühlschrank fest werden lassen.

Anwendung:
Nach Lust und Laune auf die Lippen auftragen.

Haltbarkeit:
Die Haltbarkeit beträgt ca. einen Monat. Ohne frische Zutaten (Himbeeren und Maisstärke) beträgt die Haltbarkeit ca. sechs Monate.

Info
Für selbst gemachte Lippenpflege eignen sich Lippenstifthülsen sehr gut. Sie sind hygienisch, da die Lippenpflege direkt auf die Lippen aufgetragen und nicht mit den Fingern entnommen wird. Lippenstifthülsen gibt es in vielen Farben und übers Internet recht preiswert zu beziehen. Die Leerhülsen sind direkt flüssig befüllbar und fassen in der Regel 7 g.

92

Einen Puffer einbauen

Tagsüber geht man arbeiten und sammelt dabei jede Menge Eindrücke und im schlimmsten Fall auch Frust auf. All das trägt man dann am Abend direkt nach Hause, in der Hoffnung, dass die Familie oder der Partner, der Fernseher, ein leckeres Abendessen oder der geliebte Goldhamster diesen möglichst sofort ausgleichen. Doch gerade wenn der Tag nicht gut gelaufen ist, kommt es dann schnell zu Motzereien und noch mehr Unzufriedenheit, die in der Regel gerecht unter allen Beteiligten aufgeteilt wird. Verfluchter Topf, in dem immer alles anbrennt, dann bestell ich halt 'ne ungesunde Pizza ...!!

Um dies zu vermeiden, ist es ein gutes Mittel, einen kleinen Puffer zwischen Arbeitstag und Freizeit einzubauen. Das bedeutet nicht, direkt nach der Arbeit etwas zu unternehmen, sondern sich z. B. eine halbe Stunde Auszeit im Café, auf dem Sofa oder auf dem Balkon zu geben. In dieser Zeit kann man in Ruhe überlegen, wie es weitergehen soll. Brauche ich ein Gespräch? Zeit für mich? Ruhe, Abwechslung oder Aufmunterung? Manchmal ist der entscheidende Teil der Erholung, sich klarzumachen, worin sie überhaupt bestehen soll.

Schlaflos

Wenn man sich nachts wälzt und den Schlaf herbeisehnt, liegt das meistens daran, dass das Herz oder der Kopf zu voll sind. Für Erleichterung können zwei Strategien sorgen:

1. Für den Fall, dass zu viele Gedanken durch den Kopf schwirren und keine Ruhe geben, stehen Sie am besten noch einmal kurz auf. Nehmen Sie Stift und Papier und notieren Sie alles, was Sie beunruhigt und was erledigt werden muss. Priorisieren Sie und nehmen Sie sich ein, zwei Dinge für den nächsten Tag vor. Wenn alles Wichtige auf der Liste steht und Sie sicher sein können, dass Sie nichts vergessen, werden Sie auch ruhiger.

2. Wenn etwas Unbestimmtes Sie bedrückt, machen Sie sich auf die Suche nach der Ursache. Gehen Sie dafür den Tag in Einzelschritten durch. Erleben Sie kurz nach, was sich heute ereignet hat. Protokollieren Sie innerlich Gespräche und Handlungen, selbst so etwas scheinbar Banales wie den Gang zum Supermarkt. Möglicherweise wird sich an einer Stelle ein unangenehmes Gefühl regen, dem Sie nach- und auf den Grund gehen können.

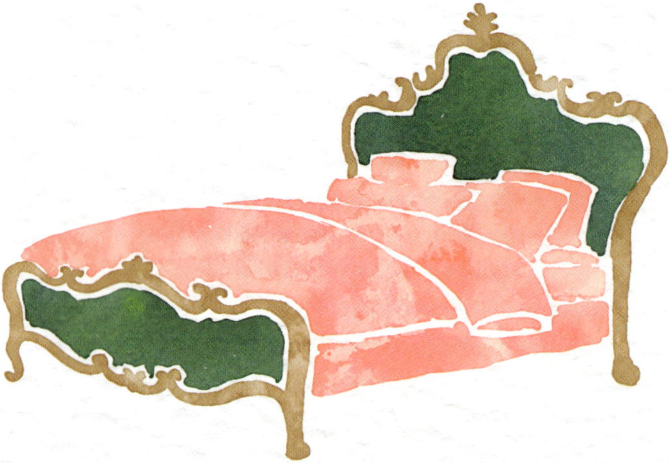

Kopf hoch!

Ganz unmerklich gewöhnen sich viele Menschen im Laufe der Zeit an, mit geneigtem Kopf und hochgezogenen Schultern durchs Leben und durch die Flure zu laufen. Evolutionsforscher würden das vielleicht damit erklären, dass wir permanent zum Sprung auf mögliche Angreifer bereit sind. Zu Schachtelhalmzeiten sollte das unserer Verteidigung und unserem Schutz dienen. Heute ist es überflüssig und wirkt sich in verspannter Nackenmuskulatur und Kopfschmerzen aus.

Erinnern Sie sich in regelmäßigem Abstand selbst daran: Kopf hoch! Brust raus! Schultern hängen lassen, die Nackenwirbel neu aufeinandersetzen und den Blick freundlich geradeaus richten. Sie werden schnell merken, dass eine gute Haltung sich auch positiv auf die Stimmung auswirkt.

One-Pot Mangold-Bulgur

Mit Granatapfel und Aubergine

Ein One-Pot-Gericht ist eine praktische Sache, denn man braucht kaum Kochgeschirr und kann sich, wenn erst einmal alles im Topf ist, relativ entspannt zurücklehnen und den Topf für sich kochen lassen – perfekt nach einem langen Tag. Diesen Bulgur-Pot können Sie prima am Abend vorbereiten und am nächsten Tag im Büro aufwärmen und mit den frischen Zutaten bestreuen.

Zutaten für 2 Portionen:

½ Aubergine • 250 g Mangold • 1,5 Knoblauchzehen
2 kleine Frühlingszwiebeln • ½ Granatapfel • 150 g Bulgur
300 ml heiße Gemüsebrühe • Salz • Pfeffer • 1 El geröstetes Sesamöl

Zubereitungszeit: **25 Min. (plus 20 Min. Garzeit)**

1. Aubergine waschen, putzen und in 1 cm große Würfel schneiden. Den Mangold waschen und putzen, die Stiele fein würfeln und die Blätter in feine Streifen schneiden. Den Knoblauch schälen und fein hacken. Die Frühlingszwiebeln waschen und putzen, die weißen Teile fein würfeln, die grünen Teile in feine Ringe schneiden. Den Granatapfel entkernen, den Saft dabei auffangen.

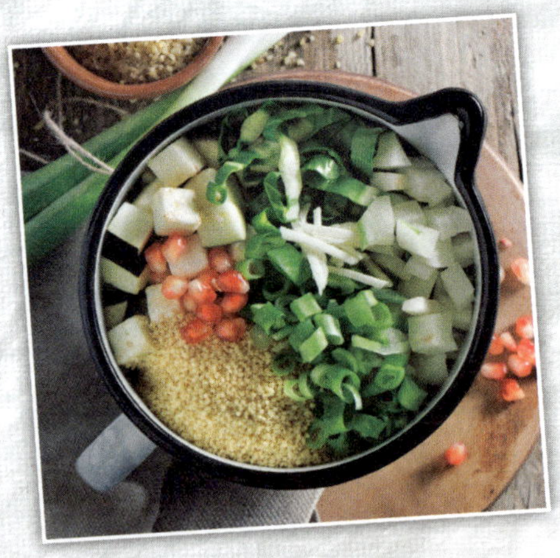

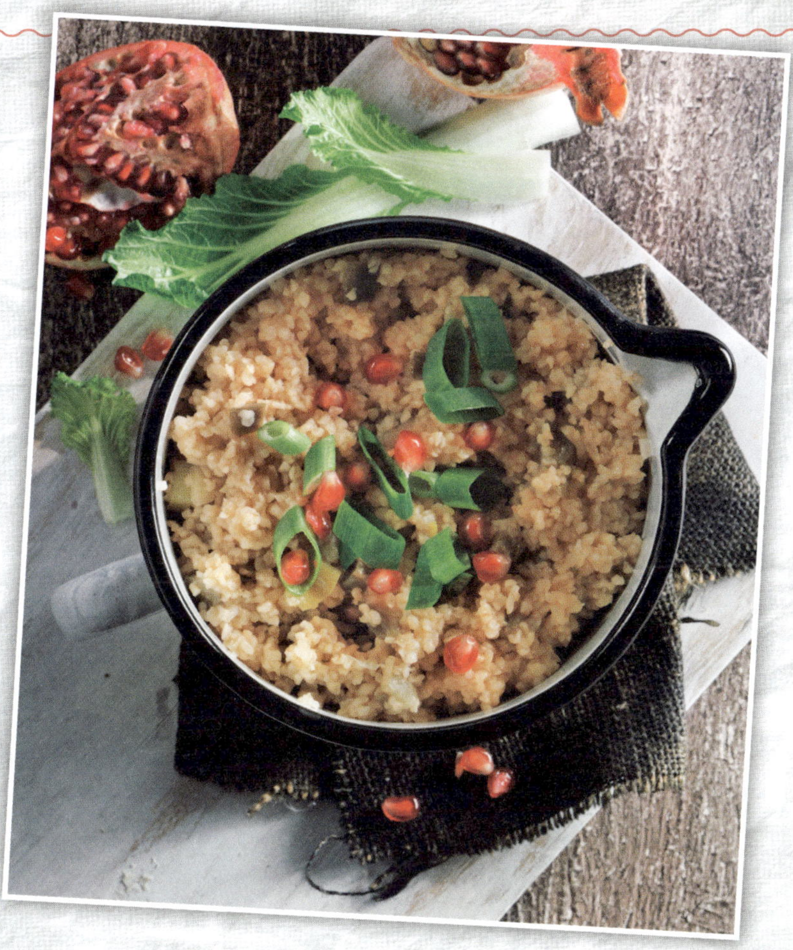

2. Bulgur, Aubergine, Mangold, Knoblauch, das Weiße von den Frühlingszwiebeln, Granatapfelsaft und Gemüsebrühe in einem Topf einmal aufkochen lassen. Bei kleiner Hitze und geschlossenem Deckel 20 Minuten ausquellen lassen.
3. Den Bulgur-One-Pot mit Salz und Pfeffer abschmecken und gut durchmengen. Mit Frühlingszwiebelgrün und Granatapfelkernen bestreuen und mit Sesamöl beträufeln. Fürs Büromittagessen Frühlingszwiebelgrün und Granatapfelkerne in einer separaten, kleinen Frischhaltebox mitnehmen.

FUNKTIONIEREN

Das reibungslose Funktionieren ist für viele von uns das oberste Gebot im Berufsleben. Pflichten und unumgängliche Notwendigkeiten bestimmen insbesondere den Arbeitsalltag und verlangen uns Pünktlichkeit und Disziplin ab.

Vielen Menschen ist das Funktionieren so wichtig, dass Sie lieber keine Wagnisse eingehen und sich schon gar nicht auf Experimente einlassen. Zu groß ist das Risiko, dass der Tagesplan durcheinandergerät. Oder schlimmer noch: der Lebensplan.

Wer hat diesen Plan eigentlich gemacht? Gehorcht er einer höheren Ordnung, sodass wir kaum eine andere Wahl haben, als ihm zu folgen? Oder stellen nicht eher wir selbst unsere Gesetze auf und schrauben die Anforderungen permanent nach oben? Stellen Sie von Zeit zu Zeit ruhig alle Notwendigkeiten in Ihrem Leben infrage. Vielleicht bemerken Sie, dass sich niemand für die strengen Regeln interessiert außer ihnen selbst.

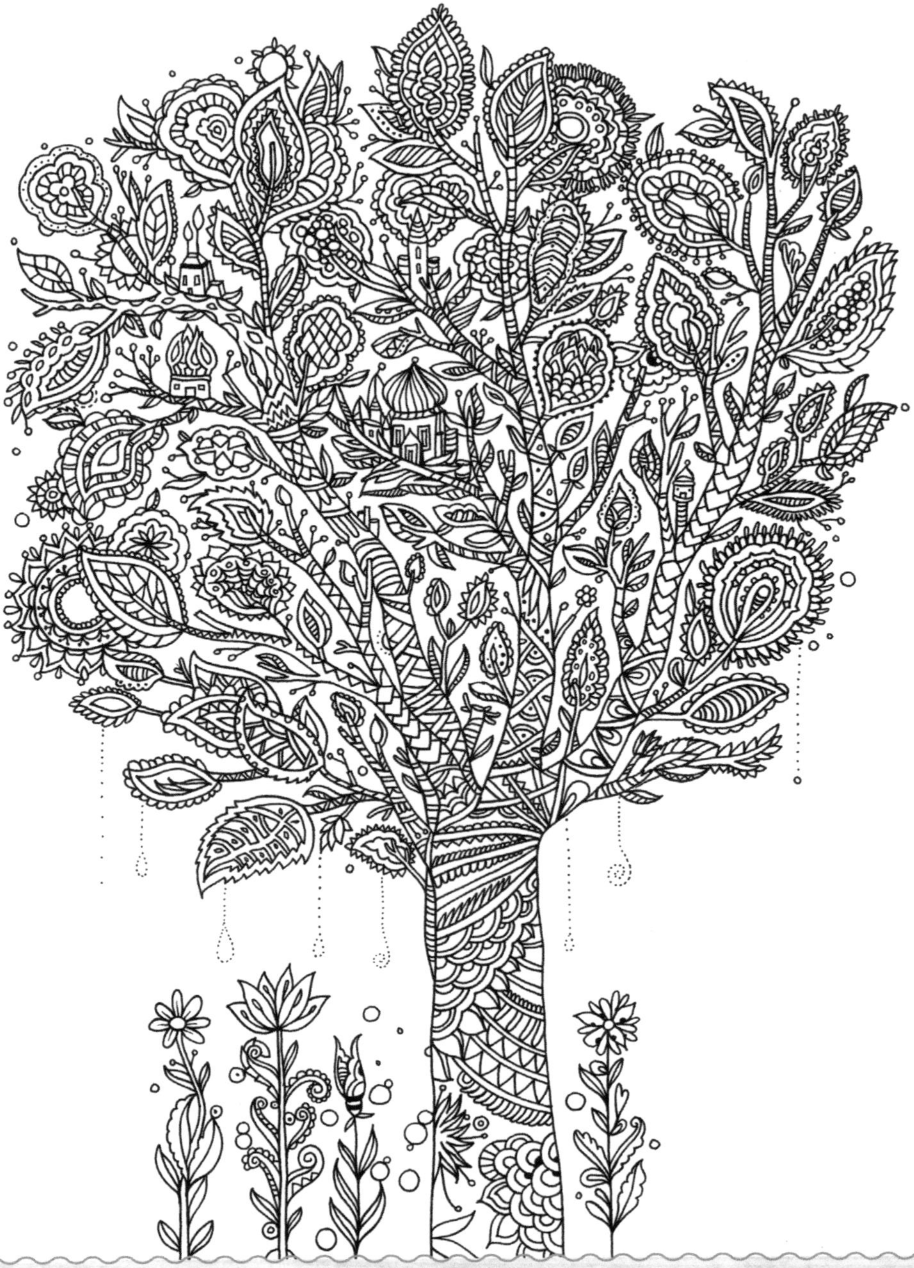

Fehler sind okay!

Einer der häufigsten Stress-Auslöser ist die Perfektionismusfalle. Gemeint ist damit unser Wunsch, erst das Ergebnis unserer Arbeit zu präsentieren, wenn wir einhundertprozentig sicher sind, alles richtig gemacht zu haben. Das kann eine Bilanz sein, für die einfach alle Zahlen bis auf die dritte Kommastelle stimmen müssen, ein Vortrag, der mehrfach vorm Spiegel geübt wird, bis jeder Übergang sitzt oder ein pointierter, treffender Text, dem nichts mehr hinzuzufügen ist.

Dabei raubt uns der Perfektionismus nicht nur Zeit und Nerven, sondern schließt bedauerlicherweise in der Regel die Möglichkeit aus, sich von anderen helfen und beraten zu lassen. Wer sich traut, nicht perfekt zu sein, sich auf Fehler hinweisen zu lassen und Rat anzunehmen, der tritt auch in Kontakt mit der Welt, mit Kollegen und mit Freunden. Die meisten Fehler und Nachlässigkeiten sind verzeihlich. Eigentlich besteht der größte Fehler häufig darin, keinen Fehler machen zu wollen.

99

Zurück zum Anfang

Erinnern Sie sich an das Vorwort und die Weisheit von Konfuzius? Wie steht es denn bei Ihnen: Lieben Sie das, was Sie tun, oder ist Ihnen Ihre Arbeit eine Last? Ist etwa Rente die größte Verheißung oder doch eher die nächste Arbeitswoche, weil Sie noch so viele Pläne haben?

Der Weg zu einem ausgewogenen Verhältnis von Arbeit und Freizeit besteht auch darin, sich klarzumachen, welches Verhältnis man überhaupt zu seiner Arbeit hat. Vielleicht sind Sie dieser Erkenntnis durch die Anregungen in diesem Buch ein wenig nähergekommen. Denn die Arbeitszeit ist, vom Schlafen abgesehen, der größte Teil Ihrer Lebenszeit. Und man hat nun einmal nur ein Leben.

100

„Wer die Kostbarkeit des Augenblicks entdeckt, findet das Glück des Alltags."

ADALBERT STIFTER,
ÖSTERREICHISCHER SCHRIFTSTELLER,
MALER UND PÄDAGOGE
(1805-1868)

Vorlagen

Weg 19, Leuchtende Häuser

Vorlage um 400 % vergrößern

Haus schmal klein

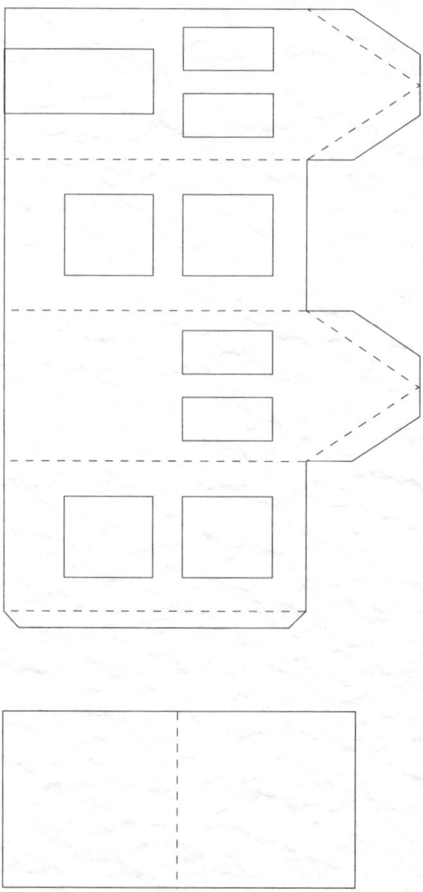

Haus klein

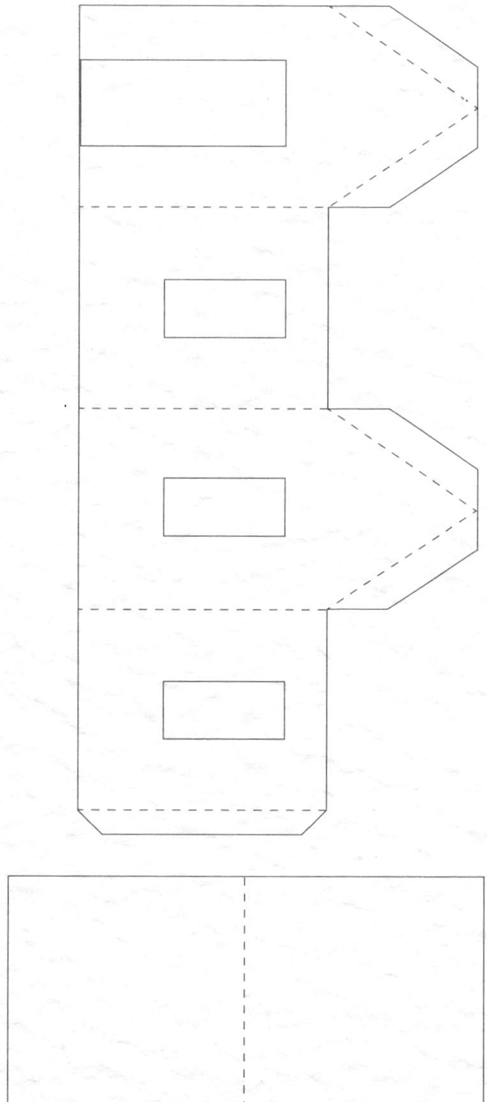

Haus schmal groß

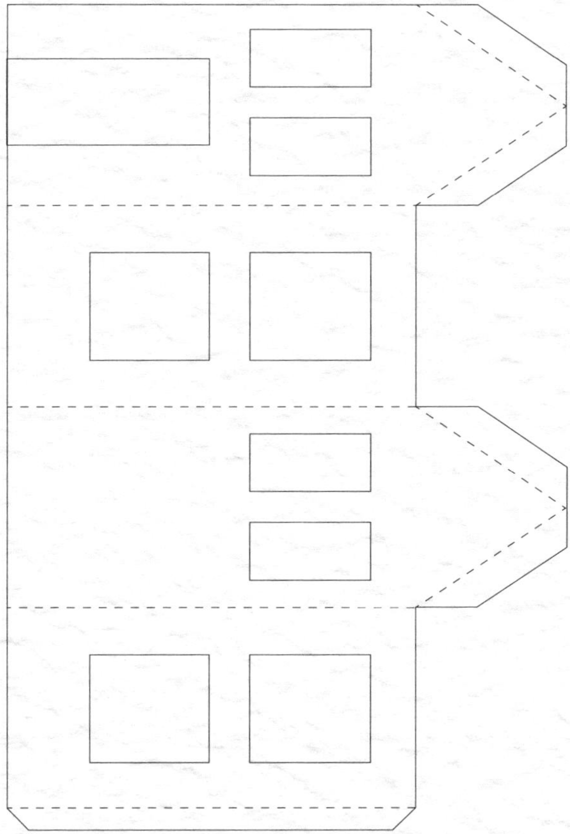

Text- und Bildnachweise

Texte:
Iris Warkus: Vorwort und alle Texteinträge; Delphin-Verlag: jeweils die Einleitung zu Weg 6, 8, 19, 33, 72, 74 und 91

Kreativ- und Wellnessideen:
Dr. Claudia Lainka: Weg 33, 74 und 91; Sabine Lauster: Weg 19; Jessica Stuckstätte: Weg 52 und 72

Rezepte:
Katja Briol: Weg 82; Delphin Verlag: Weg 95; Nina Engels: Weg 44 und 60; Marie Gründel: Weg 8

Yoga-Übungen:
Delphin Verlag: Weg 61; Barbara Klein, Jutta Schuhn, Michael Sauer und Sylvia Winnewisser: Weg 24, 40 und 88

Ausmalbilder:
Tannaz Afschar: Weg 6, 77 und 97; Isabelle Metzen: Weg 16, 28, 55 und 87; Thorvald Spangenberg: Weg 38 und 66; Doris Weigl: Weg 46

Fotos:
Ullrich Alber: Weg 19, 33, 74 und 91; Studio Klaus Arras: Weg 82; Maren Stöver, Cutter & Soul: Weg 52 und 72; TLC Fotostudio: Weg 8, 44, 60 und 95

Illustrationen:
Delphin Verlag: Sterne Weg 4, 17, 30 und 61, Karopapier

Fotolia.com: © benjavisa (bunte Tropfen Weg 6), © ColorValley (Federn S. 3), © donatas1205 (Hintergrund Graupappe), © Jürgen Fälchle (Hintergrund Raufaser), © imaginando (Hintergrund Sternenhimmel Weg 30), © kazy (Goldglitzerfolie), © Anna Kutukova (Hintergrund Wasserfarb-Streifen), © lineartestpilot (Kissen Weg 37), © locotearts (Hintergrund handgeschöpftes Papier mit schwarzen Fasern), © miraelart (Hintergrund Kringel), © misterry (Kopf Weg 30), © Naturestock (Hintergrund Packpapier S. 2/3), © patrimonio designs (Apfel Weg 49), © pomah (Hintergrund geknittertes weißes Papier), © RetroColoring.com (Figurenskizzen Vorwort, Weg 65, 76 und 84), © Veronika Rumko (Schrägstrichrahmen), © VIGE.co (Ohr Weg 48), © Marina Zlochin (Zen-Illustrationen Weg 12 und 20)

Designed by Freepik.com: © omelapics (Hintergrund Weg 77), © akdesign (Hintergründe Weg 5, 29, 41 und 62), © balasoiu (Hintergründe Weg 54, 58 und 96), © Creativetoons (Hintergrund Weg 90), © Dooder (Frau auf Treppe Weg 39, Frau am Schreibtisch Weg 81, Frauenfiguren Weg 89), © Doodle_Flower (Hintergrund Weg 13), © Harryarts (Streifenhintergrund Weg 7, 40 und 69/70), © irikul (Blumen Weg 25 und 32),© Lapetiteprune (Wolke Weg 22, Pfeile Weg 58, 88 und 92, Hintergrund Weg 66), © Olga_spb (Sterne/MondeWeg 35, Wecker Weg 78), © Photoroyalty (Hand Weg 51), © starline (Textbox Weg 64, Hintergründe Weg 71 und 94), © visnezh (Hintergründe Weg 51 und 79), © freepik.com (alle weiteren Illustrationen)

Colourbox.de: Yoga-Illustrationen Weg 24, 40 und 88

Hinweis:
Dieses Buch wurde nach aktuellem Wissensstand sorgfältig erarbeitet. Dennoch erfolgen alle Angaben ohne Gewähr. Verlag und Autoren haften nicht für eventuelle Nachteile oder Schäden, die aus den im Buch beschriebenen Übungen oder den im Buch gegebenen Hinweisen resultieren.
Die in diesem Buch enthaltenen Ratschläge und Körperübungen ersetzen nicht die Untersuchung und Betreuung durch einen Arzt bzw. Psychologen. Vor Durchführung der Körperübungen sollte ein Arzt konsultiert werden, wenn Sie an gesundheitlichen Beschwerden leiden, regelmäßig Medikamente zu sich nehmen oder schwanger sind.